Katharina Jung/Mathias Jung
Die aufgekratzte Seele – Neurodermitis

»*Haut ist ja das Organ, das unsere Verbindung zwischen Innen- und Außenwelt reguliert. Wo der Ichkomplex zusammenhängend und kohärent ist, bedarf es keines so starken Schutzes. Wo er aber, auch mangels liebevoller Spiegelung von außen, in sich instabil geworden ist, sind starke Schutzhüllen nötig: So müssen die Helden einiger Märchen sogar eine Igels- beziehungsweise Eselshaut tragen, weil sie in frühester Kindheit vom Vater oder von der Mutter abgelehnt und entwertet worden sind, sie müssen sie tragen, bis sie von einem geliebten Menschen aufgewertet und angenommen werden.*«
INGRID RIEDEL, *Die weise Frau in uralt-neuen Erfahrungen, 1989*

Katharina Jung / Mathias Jung

Die aufgekratzte Seele
Neurodermitis

Kreuz Verlag

Die Gedanken, Methoden und Anregungen in diesem Buch stellen die Meinung bzw. Erfahrung/Rechercherergebnisse des Verfassers/der Verfasserin und/oder der Herausgeber dar. Sie wurden vom Autor/von der Autorin nach bestem Wissen erstellt und mit größtmöglicher Sorgfalt überprüft. Sie bieten keinesfalls Ersatz für kompetenten medizinischen Rat.
Jede Leserin, jeder Leser bleibt für das eigene Tun und Lassen auch weiterhin selbst verantwortlich.
Eine Haftung für etwaige Personen-, Sach- oder Vermögensschäden ist ausgeschlossen.

3. Auflage (9.–12. Tausend), 1991
© Kreuz Verlag AG Zürich 1991
Umschlaggestaltung: Jürgen Reichert Stuttgart
Foto der Autoren: Beate Knappe; Bildwort Pressebüro, Düsseldorf
Gesamtherstellung: Ebner Ulm
ISBN 3 268 00111 4

Inhalt

Einleitung   7

»Ich kratze mich kaputt – und ich gehe kaputt«
Erfahrungsberichte von Neurodermitikern und ihren
Angehörigen   9
Katharina Jung: »Hört das denn nie auf?«   11
Mathias Jung: »Gestatten, mein Name ist
Co-Abhängiger«   21
Fritz und Nora: »Ein bißchen Hoffnung auf Gesundheit
bleibt immer« – »Vergiß nicht, auf dein eigenes Leben
zu gucken!«   30
Theo und Sibylle: »Im schlimmsten Fall gehe ich
eben zehn Jahre eher kaputt« – »Das war ein
Überlebenstraining für mich«   40
Tochter Svenja und Mutter Mechthild: »Bonbons –
Neiiiiin!« – »Das autogene Training haben wir
beide im ›Schwelmer Modell‹ gelernt«   49
Sarah: »Jedesmal, wenn ich kam, hat der Hautarzt die
Cortison-Dosis verstärkt«   54
Aus dem Gerichtssaal: Neurodermitiskranker Richter
vor dem Aus   58
Neurodermitiker-Selbsthilfegruppe Düsseldorf: »Der
einzelne geht aus seiner Einsamkeit heraus. Es ist eine Art
Coming out«   60

Was ist Neurodermitis?   65
Ein multifaktorelles Geschehen

Dr. Eugen Drewermann, Theologe: »Jeder hat seine Art
von Aussatz«   69

Was kann man tun?   75
Schulmedizin   76

Ernährung	77
Alternative und Außenseiter-Methoden	79
Psychotherapien	81

Was raten Ärzte und Therapeuten? 85
Dr. Monika Nickell, Hautärztin 86
Prof. Dr. Ilse Rechenberger, Dermatologin und
Psychoanalytikerin 91
Dr. Max Otto Bruker, Gesundheitszentrum Lahnstein 95
Mechthild Hellermann, »Schwelmer Modell« 104
Prof. Dr. Ernst August Stemmann, Städtische
Kinderklinik Gelsenkirchen-Buer 111
Dr. Christina Detig-Kohler, Diplom-Psychologin,
Arbeitskreis Psychosomatische Dermatologie 121
Dr. Walther H. Lechler, Förderverein Ganzheitliche
Medizin, Bad Herrenalb 130

Was bieten die Verbände? 139
Allergiker- und Asthmatikerbund, Mönchengladbach 141
*Bundesverband Neurodermitiskranker in
Deutschland*, Boppard 145
Deutscher Neurodermitiker Bund, Hamburg 151
Arbeitsgemeinschaft Allergiekrankes Kind, Herborn 155
*Deutsche Stiftung für Psoriasis und
Neurodermitisforschung*, Bad Godesberg 158

Ein bißchen Recht 165
Kosten- und Rechtsfragen

Adressen 151
Quellennachweis 173

Haut-, Koch-, Psychologie- und andere Lebensbücher 174
Eine subjektive Auswahl

Zum Ausklang 178

Einleitung

Ich kann Dich riechen, schmecken, hören, fühlen, ansehn.
Auch was mir nicht an Dir gefällt,
kann ich verstehn.
Ich mag Dich munter, müde,
aufgeregt und still.
Weshalb ich gerne bei Dir,
mit Dir älter werden will.

HEINZ KAHLAU

Voilà – da liegt es nun, unser Schmerzensbuch, das doch ein Trostbuch für viele werden soll.

Denn Trost gibt es für die »aufgekratzte Seele« reichlich. Das haben wir aus unserem eigenen Erleben und aus den Gesprächen mit den Betroffenen, den engagierten Selbsthilfeorganisationen, Ärzten, Ernährungsexperten und Psychologen ermutigend erfahren. Ihnen allen danken wir für ihre Gesprächsbereitschaft und Herzlichkeit. Welche hoffnungsvollen Wege sich anbieten, aber auch, wie das Ausweichen vor dem Krankheitssinn und den verborgenen Signaturen des psychosomatischen Kontaktorgans Haut das Leiden verlängert, das haben wir mit allen Widersprüchen und offenen Fragen als Laien für Laien zu dokumentieren versucht. Jeder mag sich auf seine Art in dieses Lesebuch der Höllenängste, Hoffnungen und Heilungen vertiefen und selbst herausfinden, was er zu akzeptieren vermag, was ihm guttut.

Wir sind bewegt. Was wir hörten, sahen und zwischen den Worten erfühlten, hat uns erschüttert. Das Leid des Neurodermitikers, aber auch oft die Not seines Partners, seines Kindes oder seiner Eltern sind kaum zu beschreiben. Wir danken ganz besonders allen, die uns ihr Herz geöffnet haben. Sie gaben Intimes preis, damit andere Leidensgefährten lernen, sich nicht mehr einsam zu fühlen, und daß sie die realistische Hoffnung schöpfen dürfen, sich eines Tages wieder in ihrer Haut wohlzufühlen.

Fünf »Essentials« scheinen uns für Neurodermitiker unverzichtbar: der Mut, sich auf neue Heilwege, vor allem die radikale Ernährungsumstellung, einzulassen, gegenüber den Ärzten die Rolle des mündigen, informierten Partners im therapeutischen Geschehen einzunehmen, aus der Vereinzelung in die Solidarität einer Gruppe zu gehen, die leidende Seele zu erkunden und Barmherzigkeit gegen sich selbst zu üben.

Dem einen mag unser hartnäckiges Insistieren auf der Notwendigkeit und Chance der Seelenarbeit angst machen, den anderen das Medium biblischer Gleichnisse befremden. Uns selbst ist das Religiöse fremd. Das Irdisch-Heilende testamentarischer Bilder und Botschaften beeindruckt uns jedoch. Was das Abenteuer der Seelenerkundung ausmacht, stimmen wir am Ende unserer eigenen Odyssee durch die zerklüfteten Landschaften von »Psyche und Soma« dem Priester und Psychoanalytiker Eugen Drewermann zu, wenn er feststellt: »Das ist das Aufregende, daß, wenn der neurotische Schutt erst einmal weggeräumt ist, die Menschen selber imstande sind, heilende Bilder zu formulieren.«

Katharina Jung / Mathias Jung

Inzwischen ist, bereits nach wenigen Monaten, eine 2. Auflage unseres Buches notwendig geworden.
Wir sind über die unerwartet starke Resonanz, welche »die aufgekratzte Seele« auslöst, bestürzt und beglückt zugleich.
Wenn zu unserem Vortrag an der Evangelischen Akademie im »Hospitalhof« in Stuttgart im Mai 1991 statt der erwarteten 30 Besucher sich 450 Frauen und Männer einfanden und über Stunden mit uns und miteinander sprachen, dann illustriert dies mehr, als alle Worte vermögen, die Not der Neurodermitiker wie die befreiende Kraft des Dialoges.

K. J./M. J.

„Ich kratze mich kaputt
– und ich gehe kaputt"

*Erfahrungsberichte von Neurodermitikern
und ihren Angehörigen*

»*Krankheiten überfallen den
Menschen nicht wie ein Blitz
aus heiterem Himmel, sondern
sind Folgen fortgesetzter
Fehler wider die Natur.*«

HIPPOKRATES

MEINE DÜNNERE HAUT

vibriert nun vom leiseren Laut
Ton und Gefühl
gehn brandheiß eiskühl
unter die dünnere Haut

Meiner dünneren Haut
ist Müdsein und Wehtun vertraut
Zweifel jedoch
schneidt ein wie ein Joch
tief in die dünnere Haut

Auf die dünnere Haut
hat, der mir beiwohnt, gebaut
schont sie, zum Teil
kennt das auch, weil
jeder kriegt dünnere Haut

Auch die dünnere Haut
wird jeden Tag aufgerauht
Licht fällt aufs Blut
es lebt sich gut
mit dieser dünneren Haut

GISELA STEINECKERT

Katharina Jung:

»Hört das denn nie auf?«

»Die kleinen Schritte
sind es, mit denen ich,
ohne mit meiner Kraft
zu wüsten,
den Berg doch
schließlich besteige.«

ERWIN STRITTMATTER

Während ich dies schreibe, habe ich einen bösen Rückfall. Ich kann mich schlecht konzentrieren, möchte mich verkriechen. Die Haut juckt, brennt, tut weh. Mir geht es nicht gut. Ich weiß auch, warum: Ich komme gerade aus Potsdam, wo ich seit zwei Wochen arbeite. Ich habe mich freiwillig dorthin abordnen lassen, um als Richterin am Aufbau der in der ehemaligen DDR nicht existierenden Sozialgerichtsbarkeit mitzuhelfen. Die Aufgabe reizt mich. Aber zunächst einmal schlagen die Belastungen durch.

Meine mir vertraute Umgebung habe ich noch nicht durch eine neue ersetzen können. Ich habe noch keine Wohnung. Keine neuen Freundinnen und Freunde. Das Essen, wie bei uns in den 50er Jahren, vertrage ich nicht. Die Luft empfinde ich wegen der Braunkohlen- und Trabiabgase als arge Belastung. Mathias ist weit weg. Mit ihm telefonieren kann ich nur, wenn ich mich ins Auto setze, über die Glienicker Brücke fahre und dort warte, bis das vielbelagerte Telefonhäuschen frei wird. Und da soll meine Schwachstelle Haut stark sein?

Im Unterschied zu früher weiß ich, daß der jetzige Hautzustand, so schlecht er auch ist, nur vorübergehend ist. Ich weiß, was ich möglichst schnell ändern muß: meine Westberliner Freunde stärker in Anspruch nehmen, mir eine Gesprächsgrup-

pe suchen, mit den anderen »West-Richtern« den »Reihum-Kochklub« installieren... Jedenfalls mich nicht verkriechen.
Mathias sagt auch jetzt: »Ich kann einfach nicht nachvollziehen, wie's dich quält.« Nein, das kann er tatsächlich nicht. Auch ich kann es nicht in den üblichen wohlgesetzten Worten. So lasse ich mein Tagebuch sprechen:

10. 10. 84: Meine Haut ist schlecht. Mir geht es aber ganz gut. Ich bin nicht depressiv und habe keine schlechte Laune. Das paßt nicht. Wenn meine Haut schlecht ist, warum geht es mir dann nicht schlecht? Ich bin meilenweit von meinen Problemen entfernt.

17. 10. 84: Seit fast einem Jahr lasse ich keinen an mich ran. Auch mich selbst nicht. Einerseits will ich Nähe, Wärme, Streicheln. Andererseits sträube ich mich innerlich. Odine und Mathias können ein Lied davon singen.

20. 10. 84: Heute morgen hatte ich das körperliche Gefühl, meine Probleme würden von innen aus dem Leib kommen, aber nicht herauskommen können, weil sie buchstäblich in der Haut steckenbleiben.

7. 11. 84: Nie bin ich ausgeglichen. Im Gegenteil: Ich bin chronisch übermüdet, mit der Haut, dem Juckreiz, beschäftigt. Sobald ich morgens aufwache, fängt es an. Tagsüber bin ich oft abgelenkt, verdränge das Jucken.

14. 11. 84: Inwendig brodelt es in mir. Ab und an explodiere ich. Sonst bin ich schön gelassen, nur meine Haut nicht. Was brodelt?

23. 11. 84: Auf einer juristischen Konferenz sitze ich im Plenum, habe irre Hautreaktionen. Ich hätte heulen können. Hätte ich das nur getan.

25. 2. 85: Meine Gesichtshaut blüht. Jemand meinte, ich sei wohl im Urlaub gewesen. Wenn ich Cortison hätte, würde ich es nehmen.

17. 3. 85: Meine Haut ist grauenvoll. Geschwollen, knallrot, Wahnsinnsjuckreiz.

7. 4. 85: Die Wirkung der Cortison-Spritze läßt nach. Die Haut fängt wieder an zu blühen am Hals und in den Armbeugen. Ich habe einen Kontrakt mit mir geschlossen. Drei Wo-

chen werde ich den Zustand ohne Cortison aushalten, erst dann zur Hautärztin gehen. Ich habe Angst vor dem Schmerz, davor, daß die Augen zuschwellen, daß ich hilflos bin.

In der Klinikgruppe in Bad Herrenalb wird mir von den anderen Patienten gesagt: »Ich glaube, ich würde an deiner Stelle den ganzen Tag schreien... Ich habe das Gefühl, daß alles an dir gebremst ist... Ich habe die Phantasie von rohem Fleisch, von einem vietnamesischen Napalm-Opfer.«

16. 4. 85: Heute müßte ich bei dem Hautzustand eigentlich ausflippen: knallrot, geschwollen, wehtuend, am Hals und in den Armbeugen stark nässend. Die Innenseite der Oberschenkel stark geschwollen. Das Laufen fällt mir schwer.

Ich lasse meine Haut sprechen, kann nicht sagen, daß ich Hilfe brauche. Kann meine Schwäche nicht zeigen.

18. 4. 85: Die Hautärztin, zu der ich nun doch gehe, ist über meinen Zustand entsetzt. In der Straßenbahn gucken mich die Schüler an. Ich sehe wie ein Monster aus.

22. 7. 85: Ich habe Wut rausgelassen. Die Spannung auf der Haut ist abgeebbt.

23. 7. 85: Bekomme einen Juckanfall im Gericht. Muß nach Hause gehen. Habe ein Ölbad genommen. Und mich weitergekratzt. Nein, ich bin nicht lieb zu mir. Das Kratzen ist rabiat. Immerzu mache ich an meiner Haut herum. Und wenn sie auch nicht juckt, geht mein eigenes Streicheln schnell in Kratzen über.

4. 8. 85: Nach einem schönen Tag stehe ich vor dem Spiegel und sage mir: »Nein, ich pack's nicht.« Ich habe Groll im Bauch. Aber ich kann weinen. Endlich!

16. 8. 85: Um das Cortison bin ich herumgekommen. Nach zwei Tagen ist der hochakute Zustand vorbei. Auch wenn es nicht juckt, gegen die Streptokokken, die sich auf meinen Beinen ausgebreitet haben, nehme ich Antibiotika. Wenn ich die Entzündungen doch in Ruhe lassen könnte!

10. 10. 85: Gegen den Juckreiz erhalte ich Synacthen-Spritzen. Hochrot bin ich! Da kann mich keiner mögen!

14. 10. 85: Mit keinem würde ich so umgehen wie mit mir: mich kaputt kratzen, bis das Blut läuft. Ich bin aggressiv, innerlich aufgebracht. Unruhig. Kann schlecht schlafen. Mich nicht konzentrieren. Kann kaum arbeiten.

18. 10. 85: Ich liege im Bett und rede vor mich hin: »Ich kratz mich nicht, nein, ich kratz mich nicht.« Dabei bin ich kurz vor einem Hautanfall. Grausam. Mathias liegt neben mir und schläft. Er merkt überhaupt nichts. Ein Glück. Oder bin ich sauer darüber?

20. 10. 85: Bis 6 Uhr früh habe ich mich rumgequält. Hin und her gewälzt. Ich sollte viel mehr schreien und klagen, rausschreien: »Ich halte es nicht mehr aus!«

1. 2. 86: Nach Gesprächen, in denen mir Mathias sagt, er wolle mehr für sich sorgen, bekomme ich einen Hautanfall wie noch nie in meinem Leben: Keine Berührung, nicht einmal einen Luftzug kann ich ertragen, so supersensibel bin ich, ja ich! Die Haut ist geschwollen. Ich habe das Gefühl, bei jeder Berührung explodiere ich. Als ob ich entsetzlich gekitzelt würde: »Nicht anfassen, nicht anfassen!« Ich tanze von einem Bein aufs andere. »Halte mich fest, Mathias, ich kann nicht mehr. Hilfe!« Ich merke, daß meine Extremitäten weniger empfindlich sind, reibe sie. Langsam kommt das Gefühl wieder.

Ich bin sicher, daß sich mein Körper mit seinem alten Programm auch gegen meine Einsicht gewehrt hat, daß Mathias mehr für sich sorgen will und sorgen muß.

14. 2. 86: Ich stecke in einer massiven Hautkrise. Cortison werde ich nicht nehmen, sondern die Krise mit Hilfe des Therapeuten und homöopatischer Mittel überwinden. Denn ich weiß: Sie hat ihren Sinn. Ohne Druck ändere ich mich einfach nicht.

17. 2. 86: Hurra, ohne Cortison habe ich die Krise überstanden. Ganz stolz bin ich. Was für eine Quälerei. 1 Kilo abgenommen habe ich. Auch Mathias kann nicht mehr.

24. 2. 86: Mathias erzählt erfüllt von seinem Therapiewochenende. Nach einer Weile fange ich an zu weinen, kann nicht aufhören. Alles finde ich trostlos. Mathias und Odine streicheln mich. Ich zittere, obwohl der Kamin brennt. Ich bekomme wieder einen Hautanfall. Der Notarzt muß nachts kommen. Mathias wird traurig, fängt an zu weinen. Alte Bekannte! Mathias ist erfüllt, ich fühle mich zu wenig beachtet, zwinge ihn hinten herum, etwas für mich zu tun. Was läuft bloß ab?

Ja, da bin ich mittendrin. Ich war unfähig, zu sagen und zu zeigen, wie schlecht es mir immer wieder ging. Nur meinem Tagebuch konnte ich das anvertrauen. Lieber habe ich mich selbst gequält und habe meine Haut sprechen lassen.

Warum konnte ich meine Bedürftigkeit nur so ausdrücken? Mir nicht auf direktem Wege das holen, was ich brauche? Das habe ich nicht gelernt. Noch immer bin ich dabei, das zu lernen.

Obwohl von den Eltern geliebt, bin ich karg aufgewachsen. Meinen Vater habe ich, Kriegskind des Jahrgangs 1941, das erste Mal im Alter von anderthalb Jahren gesehen und ihn schließlich »Onkel Vater« genannt. Vater war das Foto, das auf der Kommode stand. Meine Mutter muß viele Ängste gehabt haben, die sie auf mich übertragen hat: Schon die Angst, ledige Mutter zu sein. Es war ein Schock für mich, das ordentliche Mädchen, erfahren zu müssen, daß meine Eltern ihren Hochzeitstag uns Kindern gegenüber um ein Jahr vorverlegt hatten. Sie hatten nämlich erst einen Monat vor meiner Geburt geheiratet.

Meine Ängste habe ich früh verdrängt. Bei Tieffliegern sagte ich: »Die üben ja bloß.« Was habe ich wohl beim Anblick der deutschen Kriegsgefangenen empfunden, die ich als kleines Mädchen in Arendsee in der Altmark hinter Stacheldraht hungern sah? Mußte ich nicht Angst vor Männern haben, wenn sich meine Mutter vor der Vergewaltigung durch russische Soldaten fürchtete? Mit mir an der Hand konnte sie ihre Furcht etwas mildern. An die Angst vor Entdeckung durch die russische Motorradstreife auf dem Fluchtmarsch über die Grüne Grenze 1945 kann ich mich noch gut erinnern. In der Schule hatte ich, obwohl ich eine gute Schülerin war, Angst – ich wollte alles richtig machen. Kritik konnte ich schlecht vertragen.

Ich finde, daß ich als Älteste von drei Kindern im evangelischen Elternhaus streng erzogen wurde. Nur nicht zu spät zum Essen kommen! Parieren! Nicht auffallen! Angepaßt sein! Meine Nöte des Minderwertigkeitsgefühls nicht zeigen! Mein Vater sagt heute: »Du warst immer ein fröhliches und verständiges Kind.« Ja, das stimmt. Ich hatte Nöte, die ich verbarg. Das Scheitern meiner ersten Liebe als Siebzehnjährige hat mich ein Jahr lang gebeutelt. Gern wäre ich danach gefragt worden. Aber von selbst etwas sagen – nein, nur nicht! Dabei wäre ich bestimmt auf offene Ohren gestoßen.

Sexualität? Nein, die habe ich nicht gelernt. Die wurde mir nicht vorgelebt. Wohl Kameradschaft. Für meinen Vater war ich ein Kumpel. Andererseits gibt es ein Foto von uns, auf dem wir wie ein Liebespaar aussehen. Meine erwachende Weiblichkeit konnte er mir nicht widerspiegeln. Meine Selbständigkeit wurde gelobt und gefördert. Der Kopf war wichtig. Sicherlich hatte ich Gefühle. Aber die vergrub ich tief unten.

An Zärtlichkeiten kann ich mich so gut wie gar nicht erinnern. Die hatten meine Eltern selbst nicht gelernt. Mein Vater verlor seinen Vater, einen Pastor, im Alter von vier Jahren, meine Mutter stammt aus einer geschiedenen Ehe. Als ich Verständnis lernte, war ich erschrocken darüber, daß die Eltern den Kindern, die Kinder wiederum ihren Kindern nur das weitergeben, was sie selbst gelernt haben. Ich begriff, daß es schwer ist, diese Kette zu durchbrechen, daß es aber möglich ist. Wenn ich heute nochmals ein Kind bekäme, würde ich es liebevoller aufziehen als meine Tochter Odine. Aus ihr wollte ich eine selbständige, selbstbewußte Frau »machen«, ohne zu wissen, daß ich selbst voller Ängste steckte!

Meine Ängste habe ich erst im Alter von 44 Jahren sehen und sie Schritt für Schritt akzeptieren können. Erst, als ich völlig am Ende war und endlich den Mut gefaßt hatte, nicht nur meine Haut, sondern auch meine Seele zu pflegen. Als ich in der Herrenalber Psychosomatischen Klinik, damals von Walther Lechler geleitet, aufstand und klopfenden Herzens den Satz herausbrachte »Ich habe Ängste«, dachte ich, der Himmel stürzt ein. Aber nichts geschah. Hatten doch die Mitpatienten, Alkoholiker, Tablettenabhängige, Spielsüchtige, Depressive, Migräne- und Magenkranke, Kotz-, Freß- und Magersüchtige, dieselben Ängste wie ich. Wir hatten nur verschiedene Symptome! Hier lernte ich, eine nach außen stark wirkende Frau, mit beiden Beinen im Leben und Beruf stehend, daß ich meine geschundene Haut nicht dazu benutzen muß, meine Bedürfnisse gestillt zu bekommen.

Ich kann heute Mathias und anderen Menschen sagen: »Ich bin stark und ich bin schwach.« Beide Wahrheiten sind in Ordnung. Ich brauche mir nicht mehr vorzumachen, daß es mir ja gutgeht, nur meiner Haut nicht. Ich brauche Liebe. Und ich kann sie bekommen, wenn ich mich öffne. Ich darf auch traurig sein und darf das zeigen. Ich darf Wut haben. Ich brauche mich und andere nicht Tag und Nacht zu kontrollieren. Ich darf kindlich sein. Ich darf meine vielen Gefühle zeigen. Ich darf auch streiten. Ich brauche mich nicht zu verstecken.

Matthias, du hast recht, daß du mich liebst. Du hast dich nicht geirrt. Du bist ein Glücksfall für mich! Wie froh bin ich, daß ich mich getraut habe, meine erste Ehe zu beenden und nach den vielen Jahren endlich meine Verletzungen herauszuschreien. Auch meinen Anteil an dem Scheitern zu erkennen. Hätte ich mich nicht endlich in Bewegung gesetzt und mich geändert, hätte auch meine zweite Ehe scheitern können.

Welche Probleme mit der Nähe ich immer wieder hatte! Wie hast du das nur ausgehalten, Mathias? Wie oft habe ich dich verletzt!

20. 10. 84: Habe Mathias wieder abgewiesen. Sein forderndes Streicheln machte mir Panik. Ich weiß nicht, warum.

29. 10. 84: Ich schlafe allein und will es auch. Nähe ertrage ich nicht.

21. 11. 84: Ich trödele so lange im Bad, bis Mathias schläft. Oder ich fange vor dem Ins-Bett-Gehen eine Händelei an.

29. 6. 85: Ich habe noch gar nicht wahrgenommen, daß ich (seit zehn Jahren) verheiratet bin. Ich lasse mich nicht völlig auf Mathias ein. Ich habe noch nicht voll und ganz gesagt »Ich will dich, Mathias«, sondern nur halbherzig »Ich will keinen anderen.«

Mathias, ich bin endlich bei dir angekommen. Ich fühle endlich, daß du mein Mann bist. Ich achte dich mehr. Ich habe tiefes Vertrauen zu dir. Ich kann dir meine Wünsche und Geheimnisse anvertrauen.

Wir haben den Abstand zwischen uns verändert. Du setzt mir mehr Grenzen. Und ich brauche sie nicht mehr auszureizen, um dich zu testen, ob du mich wirklich meinst. Durch deine eigene Therapie hast du mehr Konturen gewonnen, bist männlicher geworden. Du sorgst für dich, erst dann für mich. Du bist nicht mehr mein Pfleger. Du läßt mir Luft, Platz.

Auch ich lasse dir mehr Platz. Ich habe kaum noch Verlustängste. Neulich, als ich Eifersucht verspürte, habe ich dir dieses beschämende Gefühl immer wieder mitgeteilt. Du bist gut damit umgegangen. Ich habe mit meinen Freundinnen Marliese und Rosemarie darüber gesprochen, habe meiner Frauengruppe meine miesen Phantasien mitgeteilt, habe mich also ganz in die Angst hineinbegeben. Und weg war sie! Wie befreit ich mich fühle! Nie hätte ich sonst ohne Angst nach Potsdam gehen können! Wie heißt doch der Herrenalber Spruch so schön: »Wo die Angst ist, da geht's lang!«

Meine Hautkrankheit habe ich dafür gebraucht, mich in Bewegung zu setzen. Nach dem für Neurodermitiker üblichen Milchschorf hatte ich die ersten Hauterscheinungen mit 17 Jahren, ausgerechnet und bezeichnenderweise in diesem Alter. Natürlich wußte ich nicht, was da anfing. Dachte, das würde schon weggehen. Schmierte mir Vaters grüne Nasensalbe auf die Stellen. Daß ich mit mir und der Haut Probleme hatte, verdrängte ich. Erst durch die Lektüre von Briefen an meine Eltern aus der damaligen Zeit kam mir neulich in Erinnerung, daß ich bereits zu Beginn meines Jura-Studiums die Tübinger Hautklinik konsultiert hatte. Ich hatte nicht begriffen, daß meine Hautkarriere voll im Gange war.

Stationär war ich dann 1977 in der Düsseldorfer Hautklinik, von oben bis unten verbunden, natürlich mit Cortison behandelt und »erscheinungsfrei« entlassen, wie es im Entlassungsbericht hieß. Es folgten die Hautkliniken in Davos, Norderney und Westerland. In keiner dieser Kliniken gab es (damals) ein psychotherapeutisches Angebot, nicht einmal autogenes Training oder eine vernünftige Kost. Was das alles gekostet hat! So etwas zahlen die Kassen anstandslos, und nützen tut's nur kurz. Kaum zu Hause, fing die Juckerei wieder an. Auf Sylt hörte sie erst gar nicht wieder auf. So langsam dämmerte mir, daß es doch nicht nur die Haut sein könne. Aber eigentlich wollte ich noch immer nur die schlechte Haut weghaben. Auf eine Verhaltenstherapie konnte ich mich nicht einlassen. Ich redete zu viel weg. Durch vieles Herumsuchen entdeckte ich dann, daß ich über Körperarbeit an meine Gefühle komme.

Als man mir im Frühjahr 1985 in der Herrenalber Klinik auf meine Frage, was ich ändern solle, an meine Eigenverantwortlichkeit appellierend, sarkastisch sagte »Mach weiter so«, begann ich langsam, mich zu öffnen. Nach dem zehnwöchigen Aufenthalt war mir klar, daß ich nicht nachlassen durfte. So machte ich Gruppentherapie, ging weiter in meine Hautselbsthilfegruppe. Enttäuscht war ich immer wieder über Rückfälle, neurodermitische Schübe. Ungeduldig war ich. Verschloß mich immer wieder, spielte das alte Psycho-Spiel mit Mathias: Katharina, die Unnahbare, auf Abstand Haltende; Mathias, der Nachlaufer, der sich seine Liebe verdienen zu müssen glaubt: Ich laufe so lange weg, bis du dich abwendest, dann laufe ich hinterher.

Meine Ernährung hatte ich längst auf Vollwertkost umgestellt, trotzdem steuerte ich auf eine vorzeitige Pensionierung zu. Die Neurodermitis hatte sich wohl schon zu sehr verselbständigt. In meiner Not machte ich schließlich Gebrauch von einer Außenseitermethode, von der ich schon monatelang wußte, an die ich mich aber als eventuell letzte Hoffnung nicht herangetraut hatte. Schließlich wurde sie auch von der Beihilfestelle und meiner privaten Krankenkasse bezahlt.

Mit Goldnerz-Cosmetik-Präparaten unterzog ich mich einer Tortur, die letztlich einen Durchbruch brachte. Tortur deswegen, weil der Entzug vom jahrlang verordneten »Teufelszeug« Cortison so quälend war. Ich mußte es aushalten – das ging nur mit Hilfe von Schlaftabletten, Schreien, Aufkratzen –, daß die Haut aufging, näßte, wie irre juckte, sich ablöste und sich schließlich neu bildete. Das war mit Depressionen verbunden. Morgens fegte ich die Hautfetzen vom Boden.

Den Einwand gegen Goldnerz-Cosmetik kenne ich: Die Haut dürfe nicht von außen behandelt werden, sie bleibe abhängig von den Präparaten, sie müsse sich von innen selbst regenerieren. Diese Frage ist für mich noch offen. Tatsächlich fette ich meine Haut äußerlich ein, wenn auch weniger als früher. Ich weiß jedenfalls, daß Tausende von Neurodermitikern dank der Goldnerz-Cosmetik wieder richtig leben.

Das alles ist jetzt gut drei Jahre her. Ich kann anderen nur Mut machen, auszuprobieren, was ihnen hilft. Ich bin zutiefst davon überzeugt, daß ein Neurodermitiker lernen muß, sein Verhalten zu ändern. Ob in jedem Fall eine Psychotherapie erforderlich ist, weiß ich nicht. Ich weiß nur, daß sie für mich dringend notwendig war. Da Mathias und ich krankhaft ineinander verbacken waren, galt es sicherlich auch für ihn. Wir haben schließlich auch eine Paartherapie gemacht, die uns unendlich gutgetan hat. Wir haben nicht mehr so viele Kommunikationsstörungen. Mit der Technik des Zwiegesprächs (Moeller) können wir uns – weg vom Vordergründigen – sagen, worum es uns in der Tiefe geht.

Natürlich gibt es auch andere erfolgreiche Wege, auf die wir in diesem Buch hinweisen. Auf jeden Fall lohnt es sich, den eigenen Weg zu suchen.

Trotz momentanen Rückfalls lebe ich wieder richtig. Meine Gefühle gehen auf und ab. Wie erleichtert war ich, akzeptieren zu können, daß zwei entgegengesetzte Gefühle nebeneinander sein können, ohne daß ich mich für eines als das allein richtige zu entscheiden brauche. Es gibt eben verschiedene Wahrheiten. Ich weiß auch, daß ich nicht vollkommen sein muß.

Fritz Riemann sagt in seinem Klassiker »Grundformen der Angst«: »Wenn es jemand gäbe, der sowohl die Angst vor der Hingabe verarbeitet hätte und sich in liebendem Vertrauen dem Leben und den Menschen öffnen könnte, der zugleich seine Individualiät in freier, souveräner Weise zu leben wagte, ohne die Angst, aus schützender Geborgenheit zu fallen, der weiterhin die Angst vor der Vergänglichkeit angenommen hätte – wenn es einen solchen Menschen gäbe, wir würden ihm zweifellos die höchste Reife und Menschlichkeit zuerkennen müssen.«

Mathias Jung:

»Gestatten, mein Name ist Co-Abhängiger«

> *»Der Neurotiker zieht*
> *sein bekanntes Unglück*
> *dem unbekannten Glück*
> *vor.«*

Am Anfang steht das Glück. Im Intercity von Bonn nach Düsseldorf lerne ich an einem kalten Januarmorgen 1974 Katharina kennen. Eine junge hübsche Frau, Akten auf den Knien durcharbeitend, auf dem Weg zum Gericht. Ich auf dem Weg in die Redaktion einer kleinen linken Wochenzeitung und meine Philosophiedozentur an der Fachhochschule. Ich verliebe mich in die kluge, 33jährige Richterin – con brio e furioso. Im Gegensatz zu mir hat sie ihre Gefühle beherrscht unter Kontrolle. Ihre Herbheit, ironische Distanz und mädchenhafte Magerkeit, kurz eine gewisse Verschlossenheit, ziehen mich unwiderstehlich an.

»Katharina braucht Schutz«, beschließe ich. Denn ihre Ehe ist am Auseinanderbrechen. Noch ehe Katharina und ihr dreieinhalbjähriges Töchterchen Odine richtig Zeit zum Abschiednehmen von ihrem alten Leben haben, nötige ich die beiden bereits mit Erfolg zum Übersiedeln in meine behagliche, aber zu kleine Altbau- und Junggesellen-Wohnung. Ich habe eine Familie! Man muß wissen: Ich bin mental ein Neufundländer wie Gentleman, der Hund, der meine Kindheit gewärmt hat bis zu dem Tag, als ich als Zehnjähriger für sieben lange Jahre in die Kälte eines Jesuitenkollegs verbannt wurde. Was ich liebe, darauf lege ich besitzergreifend meine Pfoten und lasse es keinen Augenblick wieder los. Einsamkeit und Abschiede sind für mich kleine Tode. »Was bin ich«, so könnte ich mit Gentleman klagen, »ohne Frauchen!«

Ich bin selig. So eine Frau, tüchtig wie meine als Ärztin erfolgreiche Mutter, habe ich mir immer schon gewünscht. Katharina ist großzügig, energisch, zuverlässig und politisch engagiert. Ein Jahr später ziehen wir um nach Düsseldorf. Nach dem tragischen Tod meiner Mutter – den furchtbaren Schmerz verdränge ich als immer funktionierender Sonnyboy – kaufen wir in der NRW-Landeshauptstadt ein heruntergekommenes Miethaus und bauen es vollständig um. Wir ziehen mit Freunden in den vierstöckigen Altbau. Die Hausgemeinschaft, Friedensdemonstrationen, die Solidaritätsbewegungen für die Dritte Welt, berufliche Lust und Last und Freunde füllen unser Leben schier zum Platzen. Anfang der 80er Jahre stirbt mein (geschiedener) Vater, Arzt, krebskrank. Ich verdränge erneut meinen Abschiedsschmerz und die unerfüllte Sehnsucht nach »dem ersten Mann in meinem Leben«. Aus dem Erbe kaufe ich ein Wochenendhaus im Bergischen. Wieder bauen wir um. Wieder schaffen wir ein Nest für unsere Liebe. Eigentlich müßten wir schrecklich glücklich sein. Tatsächlich liegt in unserem Glück von Anfang an auch Schrecken.

Von Katharinas Neurodermitis habe ich am Anfang überhaupt keine, später eine vage Ahnung. Als wir in unserer ersten Düsseldorfer Wohnung 1975 auf einer Matratze »Probe schlafen«, erzählt Katharina mir am nächsten Morgen von heftigen Juckanfällen und Kratzereien während der Nacht. Am Rande registriere ich, daß sich Katharina häufig eincremt. Aber das ist auch schon alles. Viel mehr macht mir nach dem Abklingen der ersten euphorischen Liebesära ein anderes periodisches Phänomen zu schaffen: Etwa jedes zweite Wochenende zieht sich Katharina »unleidlich«, d. h. mit schwerer Migräne, von Odine und mir ins Bett im abgedunkelten Zimmer zurück. Migräne – kenne ich das nicht? Habe ich nicht im Theater im Kolleg in »Pünktchen und Anton« die Industriellengattin Frau Pogge mit der chronischen Migräne gespielt? Brach Pünktchens Mutter nicht immer, wenn sie mit sich und der Welt uneins war, in ihren zwerchfellerschütternden Schlachtruf »Ich habe Migräne!« aus?

Sex, das heißgeliebte Getümmel der Körper und Seelen,

gönnen wir uns seit der übernatürlichen, von den Ärzten als unheilbar erklärten Migräne immer weniger. Katharina nimmt häufig Kopf- und Schlaftabletten. Sie wirkt unstimmig. Ist sie unstimmig, weil sie unter Migräne leidet, oder hat sie Migräne, weil sie unstimmig ist?

Unstimmigkeiten gibt es genug. Katharina wird im Amt gepiesackt. Eine Frau, und eine Linke dazu, sieht man offensichtlich nicht gerne im Talar. Ich wiederum kompensiere mein notleidendes, immer hungriges Selbstwertgefühl nach Art eines Workaholics mit Arbeit, rastlosen beruflichen Sondereinsätzen an der journalistischen und lehrenden »Front«. Wenn sich Katharina am Wochenende ins Bett zurückzieht, blitzt mir gelegentlich der Gedanke auf: »Eigentlich bräuchte *ich* das.« Ob Katharina unbewußt meine Bedürfnisse ausagiert? Aber diese Frage werde ich mir erst viele Jahre später stellen.

Odine vernachlässigen wir. Wir geben ihr zu wenig Zeit, zu wenig Verständnis und zu wenig Liebe. Im Gegenteil. Wir drangsalieren sie: Weil sie mich nicht als neuen Vater akzeptiert und dem leiblichen Vater ihre unerschütterliche kindliche Treue hält. »Hör auf zu weinen«, fordern wir kategorisch. Und: »Lieb den Mathias!« Was für eine Tortur für Odine und für uns! Herrgott, warum sagt uns denn keiner, daß wir eine Stieffamilie sind! Daß wir alle drei ein Recht auf unsere Verlustängste, Loyalitäten, Rivalitäten und »bösen« Gefühle haben. So meine ich, selbst Scheidungskind, dem armen Scheidungsopfer Odine auf Biegen und Brechen ein Ersatzvater sein zu müssen. Ich verfolge und verliere sie mit meiner immer enttäuschter werdenden Liebe. Meist verstecke ich meine Wut. Manchmal schreie ich Odine aber auch mit schneidender Aggression an, etwa wenn sie spontan in Tränen ausbricht, wenn sie mich mit dem Auto auf das Kindergartengelände zum Abholen einbiegen sieht. »Ich bin doch kein Sittenstrolch, vor dem sich die Tochter zu fürchten hat«, denke ich erbittert und selbst den Tränen nahe.

Manchmal kommt mir unsere kleine Wunschfamilie wie ein Trio infernal vor. Als wir »wegen Odines Schwierigkeiten« – so unsere hilflose Begründung – eine Psychagogin aufsuchen und diese, zu unserer entrüsteten Verblüffung, unbequeme Fragen nach unserer Partnerschaft und ihrem unbewußten Zusammenspiel (Kollusion) stellt, verschließen wir unsere Ohren. Das haben wir doch nicht nötig! Wo wir doch tonnenweise Bücher über Psychologie und antiautoritäre Kindererziehung gelesen haben!

Nach anderthalb Jahren verliert Katharina fast über Nacht ihr Migräne-Symptom. Das Nachfolgesymptom ist pünktlich auf die Uhr zur Stelle. Jetzt ist es die Haut, die sich massiv meldet. Die Wanderschaft in die Hautkliniken beginnt, der Cortison-Abusus, die Hoffnung von Woche zu Woche, von Monat zu Monat, schließlich von Jahr zu Jahr. Keine Besserung. Von Sylt bis Davos, vom gruftartigen Souterrainkrankenzimmer der örtlichen Universitätshautklinik bis in die abgeschottete Einsamkeit unseres Gastzimmers reicht das Martyrium. Denn Katharina kapselt sich immer häufiger von der Familie ab und schläft allein. Oder sie liegt eingecremt, bandagiert wie eine Mumie, aber kratzend wie ein Teufel, nächtlings neben mir. Sie ist chronisch schlaflos, unausgeschlafen, bald mürrisch-gereizt, bald mühsam kontrolliert. Ich nehme Rücksicht, Rücksicht und noch einmal Rücksicht. Ich reduziere meine eigene Lebensfreude. Man lacht doch nicht in einem Trauerhaus. Hundert Mal höre ich die Frage der Freunde: »Wie geht es Katharina?« Warum fragt keiner, auch nur ein einziges Mal: »Wie geht's dir, Mathias? Wie lebst du als Partner einer Hautkranken? Hast du auch ein eigenes Leben? Bist du emotional und sexuell erfüllt?« Oft, so spüre ich, möchte auch ich »aus der Haut fahren«.

1984, auf dem Höhepunkt des unbegreiflichen, weil nicht begriffenen Leidens, schlafen Katharina und ich rund ein Jahr nicht mehr miteinander. Das ist die Hölle für mich. Ich bin ein sinnlicher und »fühliger« Mann. Ich sehne mich nach Küssen, Streicheln, Rausch, Hingabe. Immer wieder wehrt Katharina meine erotischen Annäherungen, ja auch nur mein Bedürfnis nach Nähe, ab – auch wenn wir am Wochenende ohne Arbeitsdruck in die Idylle unseres Landhäuschens einkehren, der Mond am Himmel steht und die Grillen zirpen. »Bin ich nicht mehr begehrenswert«, frage ich mich und zweifle an meiner Männlichkeit. Ich fühle mich gedemütigt, wenn Katharina mich nach meiner Ouvertüre stundenlangen Streichelns abblitzen läßt. »Jetzt nicht...« – »Wann denn, am Jüngsten Tag vielleicht«, schreie ich, renne türschlagend aus dem Schlafzimmer und nächtige aufgebracht in meiner Bibliothek. Ich weine. Ich wüte. Ich stehe mitten in der Nacht auf meiner Dachterrasse im vierten Stockwerk und sinne allen Ernstes: »Ein Sprung – und die Quälerei ist beendet.«

Als ich während eines vierteljährigen Frankreichaufenthaltes die Liebe mit meiner Französischlehrerin erlebe, ahne ich mit rasendem Glück, wie pulstreibend schön das Leben sein kann. Aus Paris kehre ich resigniert in die beredte Sprachlosigkeit unserer Leidensbeziehung zurück: »Eiskönigin« und »Strampelmann«. Zur äußeren Ausstattung meines hingebungsvollen Helferdaseins in der Intensivstation unserer Ehe fehlt nur noch das Rotkreuzhäubchen auf dem Kopf. Mein Leben dreht sich nur noch um Katharina und ihre verfluchte Neurodermitis.

Katharina ist versteinert. Odine ist verstört, am Rand der Magersucht, wie sich später herausstellen wird. Ich, Mutters »Sonnenschein«, werde zunehmend depressiver. Je mehr ich Katharina pflege, desto kranker wird sie, scheint es. Meine Zeitung hat bankrott gemacht. Ich arbeite inzwischen in einem Verlag am Rande des Ruhrgebiets, fühle mich dort als subalternes Würstchen und bin durch die tägliche Fahrerei angestrengt. Katharinas Ärzte schmieren Cortison und möchten im übrigen von mir als Partner nichts wissen, weder in der ambulanten Praxis noch in der Kurklinik. »Ihre Frau«, so eröffnet mir Katharinas Hautärztin, als sie mich zufällig am Telefon erwischt, »Ihre Frau wird lebenslänglich eine Neurodermitikerin bleiben.« »Lebenslänglich« – kenne ich den Begriff nicht aus dem Strafrecht? Warum nicht gleich ein Todesurteil? Tod durch Schinden, Hautabziehen, um im dermatologischen Bild zu bleiben.

Die meisten Abende gehe ich gleich nach der »Tagesschau« mit einer Valium ins Bett. Offenbaren möchte ich unser, mein Elend keinem. Wem auch? Ich habe viele Freunde und doch keinen Freund. Ob darin ein Problem versteckt liegt? Aber ich brauche doch nur Katharina! Wenn Katharina unglücklich ist, kann ich doch nicht glücklich sein. Als Helfer war ich immer anerkannt. Das ist sozusagen meine Traumrolle. Habe ich nicht schon als kleiner Bub Mutter auf die Patientenbesuche begleitet und, als sie im Auto über den Verlust ihres Mannes, der mein Vater war, weinte, tröstend meine Arme um sie gelegt? »Du bist mein kleiner Kamerad«, sagte Mutter damals unter Tränen zu mir. Bin ich jetzt nicht Katharinas »großer Kamerad«?

Lieber Leser, Neurodermitiker oder Neurodermitis-Partner, wenn du bei der Lektüre dieser Zeilen zunehmend weniger Luft bekommst, dann fühlst du goldrichtig. Ich habe Katharina und mir damals immer mehr die Luft zum frei und mündig Leben genommen. Du hast vielleicht die Chance, nicht in die gleiche neurotische Falle zu stolpern wie ich. Aber freue dich nicht zu früh, es gibt nämlich ein nahezu unerschöpfliches Arsenal weiterer Fallgruben und neurotischer Regiedrehbücher für dein Ego und das deines Partners. »Der Mensch hat nicht nur seine Krankheit, sondern er macht sie auch«, diagnostiziert der große Psychosomatiker Victor von Weizsäcker, »sie hat etwas mit seiner Wahrheit, mit seiner Existenz zu tun.«

Die Neurodermitis als tendenziell totale Außenhautentzündung ist die Krankheit der gestörten Dialogfähigkeit schlechthin. Das mußte ich erkennen. Schlimmeres noch begann ich zu begreifen. Zum gestörten Dialog gehören oft zwei kranke Menschen. In der Sprache der Kommunikation zu sprechen: ein gestörter Sender und ein gestörter Empfänger. »Jeder von uns steckt in einem Panzer, dessen Aufgabe ist, die Zeichen abzuwehren«, konstatiert der Philosoph Martin Buber in »Das dialogische Prinzip«: »Zeichen geschehen uns unablässig, leben heißt angeredet werden, wir brauchten nur uns zu stellen, nur zu vernehmen. Aber das Wagnis ist uns zu gefährlich, die lautlosen Donner scheinen uns mit Vernichtung zu bedrohen.« Welchen Zeichen wich ich aus? Vor welchen lautlosen Donnern hatte ich Angst?

1985 werden Katharina und ich initiativ. Wir verlassen die Passion, die Position des passiven Erleidens, und stellen uns der

Krankheit und der unselig-distanzlosen Helferei. Jeder für sich. Jeder seiner Wahrheit. Katharina legt für drei Monate die richterliche Tätigkeit nieder und verschwindet in der strikten Klausur und Lebensschule der Psychosomatischen Klinik Bad Herrenalb. Ich mache mich, glücklich, beruflich selbständig und trete meinen Gang in eine gesprächsanalytische Gruppentherapie, später in eine körper- und bioenergetisch orientierte Therapiegruppe an.

Bis zu beiden Ohren schlägt mir das Herz vor Angst. Und eben das, was der Psychotherapeut Fritz Riemann die »Grundformen der Angst«, vor allem die helfende Selbstaufgabe des Depressiven, genannt hat, hier wird es mir als eigenes Existential im Spiegel der Gruppe sicht-, fühl- und à la longue veränderbar. »Gestatten, mein Name ist Co-Abhängiger«, so stelle ich mich einmal in der Gruppe vor, nachdem ich viel Seelenarbeit, Schmerz, Tränen und Wut hinter mich gebracht habe. Ich kann dabei sogar lachen. Jetzt habe ich im Dialog mit meinem Selbst und mit anderen den Panzer durchbrochen, die Zeichen empfangen und Bubers »lautlose Donner« als die Katharsis eines reinigenden Seelengewitters erfahren.

Natürlich erweist sich mein co-abhängiges Verhalten nur als ein grobflächiger Befund, hinter dem sich, wie bei jedem Menschen, eine feine Textur des neuralen und moralischen Lebensgewebes verbirgt. Aber das Lehnwort aus der Welt der Alkoholkranken und ihrer heimlichen Mitakteure trifft doch genau das nachgerade suchtmäßige Verhalten. Der Co-Abhängige braucht sozusagen den kranken Partner, um sich in seinem Helfen unentbehrlich zu machen (»Ich tue doch alles nur für dich«), sein grundsätzlich defizitäres Selbstwertgefühl aufzuwerten und seine Verlustangst gegenstandslos zu machen. Um es weniger abstrakt zu formulieren: Eine kranke Katharina hatte gar nicht die Chance, mir je wegzulaufen. Sigmund Freud bemerkte einmal: »Nichts stabilisiert kranke Ehen besser als die Krankheit.«

Diese trügerische »Sicherheit«, so erkenne ich im Laufe überaus kraftvoller, unwehleidiger Therapie, ist starr und hemmt jede Chance meines Wachstums. Diese Angstkoalition zu verlassen bedeutet, meine Klammerbeziehung aufzugeben,

Katharina und mir Freiraum zu lassen, mich um meine ureigenen Konflikte und nicht gelebten Gefühle zu kümmern, mich als körperlich Gesunder klar abzugrenzen und, bei grundsätzlicher Solidarität zu Katharina, meine eigene Verantwortlichkeit und Lebendigkeit zu bejahen und zu genießen. Es bedeutet, und das ist wohl die kopernikanische Wende in meinem fortgeschrittenen Leben, mich selbst ohne die Dauerinszenierung dubioser caritativer Hilfswerke für wertvoll und liebenswert zu halten. Natürlich, mich selbst aus dem vertrauten, wohlig-schlammigen Morast der versumpften, masochistischen Psychodynamik am Schopf herauszuziehen, macht mir anfangs viel angst. Frei nach dem grimmigen Therapeutenwort: »Der Neurotiker zieht sein bekanntes Unglück dem unbekannten Glück vor.«

Ich möchte jedem Partner, jeder Partnerin und Eltern eines erwachsenen oder kindlichen Neurodermitikers Mut machen, sich selbst wichtig zu nehmen, mit sich barmherzig umzugehen, »gefährliche« Gefühle auszudrücken und sich Hilfe zu holen. Diese Hilfe kann ihm der Kranke nicht geben, denn er ist viel zu grausam mit sich selbst beschäftigt. Auch fast alle Ärzte erweisen sich in dieser Frage als hilf- und kompetenzlos. Für die Seele sind die meisten Weißkittel immer noch nicht ausgebildet und nicht sensibilisiert. Jeder wird sein Problem, seine Ängste, Wünsche, Sehnsüchte, verborgenen Aggressionen, kurz die holpernde Dramaturgie seiner Seelenprozesse, irgendwo anders entdecken. Die meisten Neurodermitiker-Partner, die wir bei der Arbeit an diesem Buch kennenlernten, waren selbst voller Mit-Leid und Eigen-Leid. Das hat uns ans Herz gegriffen.

Wichtig sind wohl für jeden Co-Betroffenen die Aussprachemöglichkeiten mit Neurodermitiker-Partnern, die Teilnahme an Selbsthilfegruppen, gegebenenfalls Formen von autogenem Training, Meditation und Innenschau jedweder Art. Es muß nicht immer Psychotherapie sein. Wenn sich jemand jedoch für die »via regis«, den Königsweg der eigenen Seelenerkundung, entscheidet und die dabei auftauchenden Schmerzen riskiert und sich das Glück der Eigenbefreiung gönnt, dann sollte er geduldig prüfen, was ihm guttut. »Es gibt viele Arten und Wege der Psychotherapie«, befand Sigmund Freud, »alle sind gut, die zum Ziel der Heilung führen.«

Heute wundert es mich nicht mehr, daß Katharina durch den großen Kraftakt von Ernährungsumstellung, medizinischer Außenseitermethode, Psychotherapie und wohl auch durch die Gesundung unserer seelischen Binnenbeziehungen sich weitgehend geheilt hat. Und nichts scheint mir verdienter, als daß ich mich an der Schwelle zum fünften Lebensjahrzehnt fröhlich wie noch nie in meinem Leben fühle. Unsere Liebe ist erwachsen geworden. Krankheiten sind Signale. Wir haben sie, glaube ich, wahrgenommen und die Chance genützt, zu wachsen und unsere alte kranke Haut abzustreifen. »Eine Schlange, die sich nicht häutet«, sagte Nietzsche, »muß sterben.« Am Ende steht das Glück.

Fritz und Nora:

Fritz (40), beamteter Tierarzt, und Nora (35), Verlagsangestellte, haben wir seit zwei, drei Jahren nicht mehr gesehen. Fritz ist der Neurodermitiker. Beide haben gerade die Tochter Anna bekommen. Sicher, sie hatten schon Bedenken, daß auch Anna krank sein könnte.

Nora ist groß, blond, schön. In der Partnerschaft ist sie zuständig für die Außenkontakte.

Fritz mußte seine eigene Tierarztpraxis wegen Asthma und Neurodermitis aufgeben. Das ist ihm sehr schwergefallen. Als wir Fritz sehen, sind wir beide erschrocken. Er sieht kränker als früher aus. Er hat das typische Neurodermitikergesicht: maskenhaft, verquält, auch wenn er lacht. An Hals und Händen aufgekratzte Stellen. Bei der Unterhaltung kratzt er sich häufig, ist unruhig. Er leidet.

Ich habe Mitleid. Wie gut ich das kenne! Er ist so lieb! Gleichzeitig denke ich: Fritz, tu doch was! Mach dich auf die Socken! Es lohnt sich! Mathias sagt zu mir: »An Fritz kann ich sehen, was du geschafft hast.« Wie gut das tut! K. J.

Fritz

»Ein bißchen Hoffnung auf Gesundheit bleibt immer«

Lieber Fritz, wie geht es dir heute?
Fritz: Nicht besonders gut.
Was heißt das?
Fritz: Ich litt heute morgen ein bißchen unter Atembeschwerden. Ich kratze mich außerdem auch etwas. Die Frühlingsluft mit der Pollenbelastung bringt mir zusätzliche Haut- und Atemnöte.
Zwischen Hautausschlägen und Asthma gibt es, worauf etwa Dr. Bruker hinweist, gewisse Parallelen. Was sich bei Hautausschlägen äußerlich auf der Haut abspielt, spielt sich

beim Asthma innerlich auf der Schleimhaut der Atemwege ab.
Seit wann hast du die beiden Krankheiten?

Fritz: Von Geburt an. Als ich noch ein Kind war, standen die Hauterscheinungen im Vordergrund. Meine Eltern hatten beide in der Jugend exzematöse Veranlagungen. Mein Bruder und meine Schwester sind gesund. Mit sieben Jahren erlebte ich meinen ersten Asthma-Anfall. Die Anfälle traten dann jedoch nur sporadisch auf.

Konnte man sehen, daß deine Haut krank war?

Fritz: Im Gesicht nicht, aber an den Händen. Was man nicht sehen konnte, waren die Hautschädigungen an den Ellenbogen und an den Beugen der großen Gelenke.

Hat das dein Selbstwertgefühl beeinträchtigt?

Fritz: Meine exzematische Haut machte es mir manchmal schwer, Freunde zu finden. Als Neurodermitiker konnte ich selten ins Schwimmbad. Da fand ich mich schon etwas ausgeschlossen und zuweilen isoliert.

Wann äußerte sich die Krankheit wieder stärker?

Fritz: Als ich dreißig Jahre alt war.

Was waren die Auslöser?

Fritz: Ich hatte einen Beruf ergriffen, den ich nach meinem heutigen Wissen nicht hätte wählen dürfen – den des Tierarztes. Mit 28 Jahren eröffnete ich eine eigene Praxis. Bei dieser Existenzgründung stand ich unter starkem psychischem Streß und bekam gleichzeitig zum ersten Mal einen intensiven Kontakt mit Tierallergenen. Dadurch wurde die Krankheit und Sensibilisierung so schlimm, wie ich es noch nie zuvor erlebt hatte.

Was hat dich seelisch bedrückt?

Fritz: Zunächst einmal hatte ich immer eine schwierige Beziehung zu meinen Eltern, besonders zu meiner Mutter. In den ersten Lebenswochen lag ich eineinhalb Monate in der Klinik, weil ich Darmbluten, eine verhältnismäßig harmlose Säuglingskrankheit (»Darmpech«), hatte. An zärtliche Hautkontakte mit meiner Mutter kann ich mich kaum erinnern. Zärtlichkeit spielte in meiner Kindheit überhaupt keine Rolle. Wenn meine Mutter heute kommt und mir einen Kuß geben will, dann laufen mir Schauer über den Rücken. Kurz: Ich empfinde meine Kindheit negativ.

Hinzu kam beim Wiederausbruch der Krankheit, daß ich, aus finanziellen Gründen, die Praxis im Heimatort meiner Familie gründete, also exakt dort, wo ich eigentlich nie hatte hingehen wollen. Diese Nähe empfand ich als beengend. Ich habe psychisch sicher gewisse Probleme mit Nähe. Als Student an der Universität Hannover fühlte ich mich frei und deshalb gut. Dann lernte ich meine Frau Nora kennen. Ich verliebte mich spontan und heiratete innerhalb eines halben Jahres. Plötzlich fühlte ich mich doppelt gebunden und gefesselt: durch Ehe und Tierarztpraxis. Aus einem »freien Vogel« wurde ich über Nacht, so empfand ich es, zu einem »Gefangenen«. Das Leben war mir verdammt nahe »auf die Haut gerückt«.

Probleme mit menschlicher Nähe – hat dich das vielleicht unbewußt beeinflußt, Veterinärmediziner zu werden und jene Nähe, die dir bei Menschen schwerfällt, bei Tieren zu holen?

Fritz: Ich habe mich das manchmal auch schon gefragt. Ein Aspekt ist das sicherlich. Ich bin, abgesehen von meinem professionellen Interesse, tierlieb. In meiner Praxis freute ich mich immer, die Tiere zu streicheln, den Umgang mit etwas Warmem und Schönem zu pflegen. Schon als Kind hatte ich immer einen Hund zu Hause. Tiere haben sicher meine kindlichen Gefühlsdefizite gemildert.

Hat sich deine Krankheit auf das Verhältnis zu deiner Frau ausgewirkt?

Fritz: Ich glaube, nicht direkt. Aber für Nora waren meine Haut- und Asthma-Anfälle sicher eine ungeheure Belastung. In Zeiten zugespitzter Krankheit hatten wir natürlich keinen oder kaum Sex. Wenn ich mich kratzen will – manchmal sind das ja fürchterliche Kratzorgien –, ziehe ich mich zurück. Unsere Beziehung hat sich durch die Krankheit umstrukturiert. Zu Beginn unserer Ehe war ich stark der Gebende, der Selbstbewußte. Durch die gesundheitlichen Schwierigkeiten und die Praxisaufgabe ging mein Selbstbewußtsein zurück. Ich wurde stärker der Nehmende in unserer Beziehung.

Hat dich die Krankheit verändert?

Fritz: Ja. Ich bin sicherlich depressiver geworden.

Wo ist deine Wut? Bist du nie explodiert? Hast du nie geschrien, getobt, geflucht, gegen dich und die Welt gewütet?

Fritz: Natürlich, doch. Ich war aber oft so fertig, daß ich nicht einmal mehr die Vitalität besaß, einen Teller an die Wand zu schmeißen. Manchmal beelendete mich alles so, daß ich an Selbstmord dachte. Ich fand es auch unerträglich, daß ich der Welt und besonders Nora so zur Last falle.

Wonach sehnst du dich?

Fritz: Daß ich wieder gesund werde.

Fällt dir ein, wie du das schaffen könntest? Denn von allein kommt die Heilung nicht – die Erfahrung hast du in den vielen Jahren ja gemacht . . .

Fritz: Ein bißchen Hoffnung auf Gesundheit bleibt immer. Der Zustand bei mir ist ja auch unterschiedlich schlimm. Es gibt durchaus Phasen, in denen ich wenig beeinträchtigt bin. In letzter Zeit trage ich mich stark mit dem Gedanken, einen radikalen Schnitt zu machen und von hier wegzugehen in ein ganz anderes Klima, nach Südeuropa vielleicht.

Was machst du jetzt, damit es dir einigermaßen gutgeht?

Fritz: Ich nehme ständig Medikamente. Cortison nehme ich weniger, im Gesicht überhaupt nicht, ansonsten in geringen Dosen äußerlich und kurzfristig. Und natürlich meine spasmolytischen Asthma-Medikamente.

Rauchst du?

Fritz: Ich habe geraucht. Seit sechs Wochen rauche ich nicht mehr.

Hast du deine Ernährung umgestellt?

Fritz: Ich habe mehrfach einige Wochen lang Diäten versucht. Aber sie brachten mir nichts.

Hat sich dein Krankheitszustand insgesamt verbessert oder verschlechtert?

Fritz: Verbessert. In der Praxiszeit war die Krankheit so schlimm, daß ich objektiv nicht mehr so weiterleben konnte. Hätte ich weitergemacht, wäre ich vielleicht ein Jahr später tot gewesen. Ich habe Phasen gehabt, da bin ich alle drei Tage wegen der Atembeschwerden mit Blaulicht ins Krankenhaus gefahren worden. Es war für mich ein unerhört schwerer Entschluß, die Praxis aufzugeben. Dann kam eine Besserung hin zu einem Status des Auf und Ab, der sich jetzt seit rund sechs Jahren hält.

Die Krankheit begleitet dich ständig ...
Fritz: Ja.
Hast du dich mit diesem Zustand auf Lebenszeit abgefunden?
Fritz: Das schwankt bei mir. Wenn es mir gutgeht, dann kann ich mit der Krankheit ganz gut leben. Wenn es mir, wie im Augenblick, schlechtgeht, dann zieht mir alles mögliche durch den Kopf, was ich machen sollte – wegziehen, eine Analyse machen ...
Was könnte dir eine Psychotherapie bringen?
Fritz: Ich glaube schon, daß meine Schwierigkeiten von psychischen Konflikten begleitet werden, die krankheitstypisch sind. Ich bin allerdings nicht der Meinung, daß ich mich auf diesem Weg von der Krankheit befreien kann. Sie ist nun einmal somatisch. Das kann ich nicht wesentlich ändern. Aber ich werde vielleicht besser mit ihr umgehen können.
Warum machst du es dann nicht? Du trägst dich doch schon seit längerem mit dem Gedanken an eine Psychotherapie.
Fritz (lacht): Das weiß ich auch nicht.
Hat dir die Krankheit auch etwas Positives gebracht?
Fritz: Als Kind krank zu sein, war für mich die einzige Möglichkeit, die Zuwendung meiner Mutter zu erhalten. Dann meinte sie: »Fritz, wir müssen uns mal um dich kümmern.« Bei Nora heute geht diese Rechnung nicht auf. Da ärgere ich mich manchmal sogar darüber, weil ich mir wünschte, Nora würde sagen, »ach ja, dann bleib doch heute zu Hause«. Das macht sie nicht. Sie sagt vielmehr: »Du bist doch andauernd krank in der letzten Zeit!« Überhaupt möchte ich manchmal, wenn es mir besonders dreckig geht, mehr von ihr verwöhnt werden. Das fällt ihr schwer. Sie kommt aus einer leistungsbetonten Familie, wo Krankheit als Defizit empfunden wurde. Aber Nora ist sehr einfühlsam. Sie hat die schweren Zeiten mit mir geteilt. Manchmal frage ich mich, wie sie es überstanden hat, mit mir, der nicht mehr stehen konnte, ins Krankenhaus zu fahren, Stunden an meinem Bett zu sitzen, bis mir die Luft langsam wieder kam. Das muß furchtbar für sie gewesen sein. Dafür bin ich ihr dankbar.

Was sind deine wichtigsten Erwartungen an deine Partnerin?
Fritz: Sie soll akzeptieren, daß ich die Krankheit habe. Mehr eigentlich nicht.
Hast du das Gefühl, Nora zu überfordern?
Fritz: Ich bemühe mich, mit meiner Krankheit allein fertig zu werden. Ich fordere nicht viel. Sicher ist es für Nora oft hart, meinem Zustand zuzusehen, ihn auszuhalten. Sie muß akzeptieren, daß ich mich oft kratzen muß. Ich will kein Mitleid von ihr. Mitleid würde auf die Dauer meine Symptome eher verstärken.
Kannst du es akzeptieren, daß deine Partnerin sagt, »das wird mir jetzt zuviel, ich ziehe mich auf mein Zimmer zurück, es wird mir alles zu eng«?
Fritz: Das praktizieren wir öfters. Dann schlafen wir getrennt und gestatten uns gegenseitig unsere notwendigen Rückzüge. Gerade jetzt habe ich vierzehn Tage hindurch allein geschlafen. Da kann ich mich ungestört kratzen. Bei der Neurodermitis sollten sich der Kranke und der Gesunde unbedingt auch die Distanz gewähren und kein Schuldgefühl dabei empfinden!
Hast du Angst gehabt, daß dich Nora wegen der Belastungen verlassen könnte?
Fritz: Eigentlich nicht. Aber ich habe Sorge, daß eine Psychotherapie für unsere Beziehung sehr belastend sein könnte.

Nora

»Vergiß nicht, auf dein eigenes Leben zu gucken!«

Liebe Nora, ist der Fritz für dich krank?
Nora: Ja und nein. Manchmal denke ich, ich muß mir darüber klarwerden, daß er krank ist und daß wir mit dieser Krankheit leben müssen. Manchmal will ich es auch nicht wahrhaben. Dann denke ich mir, es gibt ja auch Zeiten, wo es ihm gutgeht.

Was bedeutet es für dich, mit einem kranken Partner zu leben?
Nora: Ich muß Rücksicht nehmen. Ich bin ziemlich hilflos. Ich kann nichts machen. Das ist das Furchtbare. Ich sehe, wie er sich kaputtkratzt, wie er seinen Körper ganz bewußt zerstört. Im Laufe der Jahre habe ich alle Möglichkeiten durchgespielt. Ich habe versucht, Ruhe zu bewahren. Ich habe Mitleid gehabt. Ich habe ihn gestreichelt. Ich bin wütend geworden. Ich war sauer, daß er nichts unternahm. Ich dachte, wenn ich das hätte, würde ich alles versuchen. Aber Fritz ist anders. Er ist eher ein depressiver Typ. Er sagt: Warum muß ausgerechnet ich dieses Elend am Hals haben! Er pflegt dann manchmal sein Selbstmitleid. Das macht mich jedesmal wahnsinnig wütend. Gleichzeitig nehme ich viel Rücksicht.
Welche Rücksicht?
Nora: Ganz praktische. In den letzten Wochen zum Beispiel konnte sich Fritz kaum um Anna kümmern, weil er so erschöpft mit sich selbst beschäftigt war. Das bedeutet für mich dann, daß ich immer zur Stelle sein muß. Ich muß immer im Hinterkopf behalten, es könnte ihm schlechtgehen.
Holst du dir schon einmal Hilfe?
Nora: Bei wem? Meine Mutter kann ich darauf nicht ansprechen. Es ist für sie eine furchtbare Belastung, wenn ich ihr erzähle, wie schlecht es geht. Da wiegele ich, im Gegenteil, immer ab. Ich tue so, als ob es ihm einigermaßen gutgeht. Und mit der Mutter von Fritz will ich schon gar nicht darüber reden. Das Verhältnis zu ihr ist sehr schlecht.
Was gibt dir die Kraft durchzuhalten?
Nora: Ich bin sozusagen konstitutionell optimistisch. Ich denke, vielleicht wird es irgendwann einmal besser. Denn es gibt natürlich Zeiten, in denen es ihm bessergeht; die genieße ich. Ich verdränge wahrscheinlich viel. Ich kann mir nicht dauernd Gedanken über seine Neurodermitis und sein Asthma machen.
Stellst du Forderungen an deinen Partner, daß er therapeutisch etwas unternimmt?
Nora: Das habe ich eine ganze Zeit getan. Ich drängte: »Mach autogenes Training. Berate dich mit anderen. Beginne eine Analyse.« Es hatte keinen Zweck. Mir ist inzwischen klar,

daß die Initiative von ihm selber kommen muß. Wenn er sich nicht entschließt, etwas zu machen, dann hat es keinen Zweck. Da nützt auch kein Orts- und Klimawechsel nach Spanien. Seine Probleme schleppt er überallhin mit. Eine Psychotherapie wäre außerordentlich hilfreich für Fritz...
Warum?
Nora: Weil viele seiner Probleme im Psychischen verankert sind. Neulich hat Fritz zum Beispiel der Anna aus Versehen einen frisch ausgekochten Schnuller in den Mund gesteckt, an dem noch Tropfen heißen Wassers waren. Anna schrie wie am Spieß. Fritz bemerkte das Versehen, tröstete das Kind – und fing an, sich wie ein Verrückter zu kratzen, sich selbst zu bestrafen, die Situation gegen sich zu wenden. Ein solches Verhalten kann meines Erachtens nur ein Therapeut klären, aufbrechen und verändern helfen. Fritz und ich können das nicht. Aber ich glaube, Fritz hat Angst vor dieser psychischen Klärung. Ich sehe nur, daß ihn die Krankheit fertigmacht und daß er die Chance der Therapie nicht wahrnimmt. Diesen Widerspruch empfinde ich als tragisch.
Hättest du Angst davor, wenn er eine Therapie machen würde?
Nora: Nein. Ich weiß aber, daß es mit einer Therapie schwieriger zwischen uns wird. Das stelle ich mir schon nicht einfach vor.
Kannst du dir vorstellen, daß dir eine Therapie auch guttäte? Hast du die Idee, daß du auch einen Anteil an diesem Krankheitsgeschehen haben könntest?
Nora: Eine Therapie kann ich mir vorstellen. Einen Anteil an der Krankheit habe ich mit Sicherheit. Ich weiß nicht, welchen. Ich weiß nur, wenn ich Fritz zu Maßnahmen dränge, reagiert er allergisch, im Wortsinn.
Alles dreht sich um den Kranken. Keiner fragt nach dir. Wie wirst du damit fertig?
Nora: Keiner? Das stimmt so nicht. Es gibt Freunde, vor allem eine Freundin, die sich darüber Gedanken macht und sich einfühlt. Mit der kann ich darüber reden. Aber ich glaube, ich verdränge viel. Ich stürze mich in Aktivitäten, ich lenke mich ab, um mir die Kraft zum Leben zu holen.

Hast du nicht manchmal Sehnsucht nach einem gesunden Partner, nach einem anderen Mann? Hast du schon einmal daran gedacht, dich zu trennen?
Nora: Nein. Nie. Allerdings erlebte ich Momente, wo ich nicht mehr wußte, wie ich das alles aushalten sollte. Aber Trennung nie! Ich habe Sehnsucht danach, daß Fritz gesund wird. Daß er das Depressive überwindet, fröhlicher und freier wird. Daß er so wird, wie ich ihn erlebe, wenn es ihm gutgeht. Dann erkenne ich ihn fast nicht wieder.
Bist du immer so wohltemperiert, oder wirst du auch einmal aggressiv?
Nora: Selten. Das war schon immer so. Ich habe vermutlich ein stabiles seelisches Korsett. Ich bin auch geradezu chronisch gesund.
Beeinträchtigt die Krankheit eure Sexualität?
Ja. Ich möchte nicht immer überlegen müssen: Will er jetzt? Geht es ihm gut? Oft schlafen wir sehr lange nicht miteinander. Aber auch weil ich erschöpft bin nach der Arbeit. Wenn ich dann wieder kregel bin, geht es prompt ihm schlecht. Es geht erotisch nicht so unbefangen zwischen uns zu. Ich spüre auch, daß Fritz seinen Körper nicht gern hat. Er schämt sich manchmal, sich auszuziehen, und denkt, wie soll mein Körper jemandem gefallen!
Graust dich manchmal der Zustand seiner Haut?
Nora: Nein. Ich habe ein Verhältnis der Vertrautheit und Zärtlichkeit zu seinem Körper. Ich sehe die Blessuren gar nicht so.
Hat die Krankheit von Fritz dir auch etwas Positives vermittelt?
Nora: Es ist schwer für mich, etwas Positives zu entdecken. Vielleicht eine größere Sensibilität. Stärkere Achtsamkeit für die Befindlichkeiten meines Partners.
Hast du Fritz bereits als Kranken kennengelernt?
Nora: Nein. Damals war er aktiv, voll privatem und beruflichem Elan, ausgefüllt mit Plänen und fröhlichen Unternehmungen. Heute überlege ich mir, ob ihn ein anderer Beruf, der ihn erfüllte, nicht vom Leiden ablenken und positiv verändern würde.

Ablenken – ist das nicht eine gefährliche Vokabel? Wir haben uns unter anderem »abgelenkt«, indem wir nacheinander zwei Häuser gebaut haben. Tatsächlich haben wir damit die eigentliche Klärung der Krankheit, die auch eine »Beziehungskrankheit« war, nur aufgeschoben . . . Wer ist in eurer Partnerschaft eher der Gebende, wer der Nehmende?
Nora: Nach außen hin wirke ich sicher als die Stärkere, Unverwüstlichere. Das ist vielleicht gar nicht so. Meine »Kulisse« täuscht sicher etwas. In vielen Dingen fühle ich mich innerlich eher schwächer.

Achtest du darauf, dein eigenes Leben zu führen und dich nicht zu sehr durch die Krankheit des Partners beeinträchtigen zu lassen?
Nora: Ja. Das ist z. B. eine positive Entwicklung. In der Beziehung zu Fritz habe ich mich verändert. Ich habe gelernt, Dinge für mich selbst zu machen, meine eigenen Meinungen zu haben. In meinen politischen Ansichten bin ich mittlererweile »radikaler« als Fritz. Das war mal umgekehrt. Ich will trotz Kind beruflich weiterarbeiten. Da ist Fritz auch toll. Er behindert mich nicht, sondern unterstützt mich darin. Fritz hat viel Kraft. Er gibt mir viel.

Wenn es eine Selbsthilfegruppe für Partner von Neurodermitikern/Asthmatikern gäbe, würdest du mitmachen?
Nora: Ich wäre nicht abgeneigt.

Was würdest du nach all diesen schweren Jahren dem gesunden Partner eines Neurodermitikers raten?
Nora: Ich würde ihm sagen: »Vergiß nicht, auf dein eigenes Leben zu gucken! Nimm dir deinen Freiraum! Werde nicht auch noch depressiv! Laß dich nicht unterkriegen!«

Theo und Sibylle:

Theo (51) und Sibylle (52) leben in unserer Nähe. Theo ist Frührentner. Nicht nur wegen der Neurodermitis.

Ich frage schon kaum noch, wie es Theo geht. Zur Zeit sehe ich, daß er verbundene Hände hat. Unter der pergamentdünnen, roten cortisongeschädigten Haut hat sich Wasser angesammelt. Theo hat sogar schon mal im Rollstuhl gesessen, weil er wegen seiner aufgeplatzten Füße nicht mehr laufen konnte.

Ich kann nicht damit umgehen, daß Theo nicht gesund werden will. Jedenfalls sehe ich das so. Sibylle meint, das Ganze sei wohl schon zu weit fortgeschritten. Da sei ja auch noch der Billroth und der grüne Star. Theo kann nämlich fast nichts mehr sehen. Irreparabel.

Nein, ich kann mit Theos Fatalismus nicht umgehen. Ich hatte schon aggressive Gefühle! Das ist mein eigenes jahrelanges Nichtstun. Dafür kann er nichts. Theo, ich mag dich!

Zwischen Sibylle und Theo herrscht ein relatives Gleichgewicht. Sie haben sich so eingerichtet. Zwischen beiden hat es nach dem Interview eine Diskussion gegeben. Theo sagt zu uns: »Ihr habt mich gar nicht das gefragt, was ihr Sibylle gefragt habt!« Wir: »Du hast dem Gespräch eine andere Richtung gegeben, das haben wir respektiert.« Uns wird damit klar, daß wir den Paaren hätten sagen müssen, daß die Interviews Konflikte auslösen können. K. J.

Theo

»Im schlimmsten Fall gehe ich eben zehn Jahre eher kaputt«

Theo, du hast ja nun mehrere Krankheiten: nur noch ein viertel Magen, kannst nur noch wenig sehen, die Neurodermitis . . . Wir wollen uns auf die Neurodermitis beschränken . . .
Theo: Ich habe keine Neurodermitis. Ich bin Allergiker.

Was darfst du nicht essen oder trinken?
Theo: Ich habe einen Allergie-Paß, der ist von vorne bis hinten voll. Alle die Farb-, Konservierungs- und Aromastoffe kann ich gar nicht ausschalten. Dazu kommen noch eine Fülle von Medikamentenunverträglichkeiten.
Es gibt Kliniken, in denen durch eine Reduktionskost herausgefunden wird, was du essen darfst, was nicht. Warum gehst du nicht dahin?
Theo: Die Geduld habe ich nicht. Außerdem sind das bei mir viel zu viele Reizstoffe.
Du bringst keine Geduld auf. Leidest du lieber?
Theo: Nein. Ich möchte natürlich gerne die schmerzhaften Hautschübe ausschalten. Zu Hause weiß Sibylle genau, was ich essen darf. Da ich nicht richtig sehen kann, sagt sie mir auch im Restaurant, welche Beilagen ein Menü enthält. Aber wie soll ich mich davor schützen, daß der Koch irgendein Gewürz oder eine Zutat benützt, auf die ich allergisch reagiere? Ich kann dem Koch doch nicht in den Kochtopf schauen!
Warum gehst du dann draußen essen?
Theo (lacht): Weil ich gerne draußen esse! Und weil wir keine Zeit haben, jeden Tag zu kochen. Sibylle ist berufstätig und kommt spät heim.
Du nimmst dabei in Kauf, daß deine Haut zu blühen beginnt . . .
Theo: Das nehme ich in Kauf.
Ereignen sich die Schübe immer durch Außeneinflüsse? Wir haben dich ja schon mit offenen Füßen, verbundenen Händen, ja sogar im Rollstuhl gesehen . . .
Theo: Daheim habe ich die Haut im großen und ganzen unter Kontrolle. Aber wenn ich Hautanfälle erleide, dann sind sie oft unsagbar grauenhaft. Ich bin schon so »auseinandergeflogen«, daß ich dachte, jetzt verliere ich meine Haut, ich platze auseinander. Ich hatte ein Monstergesicht mit Blumenkohlohren. Die Lymphe lief literweise an mir herunter. Es hat so gejuckt, daß ich mir an beiden Armen die Haut streifenweise mit den Fingernägeln abzog. Davon habe ich jetzt noch Narben.

Aber inzwischen ist meine Haut besser geworden. Die Hände sind wieder zu. Ich benütze eine Salbe mit Teer. Das

scheint zu funktionieren. Aber ich merke jeden Tag, daß die Hautmisere unterschwellig vorhanden ist. Ich kann eigentlich keinen Augenblick sagen: »Ich fühle mich wohl in meiner Haut.« Aber es gibt Tage, da geht es besser.
Gibt es eine generelle Ursache für dein Haut-, Magen-, Asthma- und Augenleiden? Letztlich handelt es sich dabei ja immer wieder um Hauterscheinungen im weitesten Sinne.
Theo: Ich glaube, ja. Ich bin gelernter Bau- und Möbelschreiner. 1969 habe ich in unserer damaligen Wohnung in Solingen über 100 Bretter für ein großes Bücherregal mit Xyladekor Patina grün behandelt, d. h. die chemische Lösung genau nach Gebrauchsanweisung eingebürstet. Als am ersten Wochenende das ganze Zeug ausdünstete, kriegte ich den ersten Erstickungsanfall meines Lebens. Da dachte ich mir noch nichts dabei. Ich ging zum Notarzt, bekam eine Spritze, vorbei war der Anfall. Da ich wochentags auf der Arbeit in Düsseldorf war, blieb ich fünf Tage beschwerdefrei. Aber an jedem Wochenende, wenn ich daheim war, ging der Zirkus mit Erstickungsanfall, Todesangst, Tränenfluß, Notarzt, Krankenhaus, Spritzen wieder los. Die Hautsymptome stellten sich erst später ein. Die Behandlung der Asthmaanfälle durch Bencardspritzen löste, wie mir der behandelnde Arzt bestätigte, als Nebenwirkung die Hautschädigung aus.
Dann häuften sich die Symptome?
Theo: Ja, zunächst Magengeschwüre. In vier Operationen wurde mein Magen auf ein Viertel verkleinert. Dann die Augenoperationen. Insgesamt habe ich zwanzig Operationen mit dreißig Krankenhausaufenthalten hinter mir.
Haben diese Krankheiten für dich einen Zusammenhang?
Theo: Ich bin hundertprozentig sicher, daß sie durch das Cortison, das mir viele Jahre lang wegen der Haut verschrieben wurde, entstanden sind. Eines Tages las ich über ein medizinisches Symposium an der Universität Düsseldorf, auf dem über Nebenwirkungen von Cortison referiert wurde. Die Referenten führten alle »Nebenindikationen« auf, die ich habe: Magen, grüner Star, Osteoporose, pergamentdünne Haut. Meine Haut ist überall cortisongeschädigt. Bei jedem kleinen Stoß, ja selbst beim kräftigen Abrubbeln mit dem Frotteehandtuch kriege ich

heute unter der Haut meiner Hände Hämatome. Die Äderchen unter der Haut sind so dünn geworden, daß sie bei der geringsten Belastung platzen. Dabei hatten mir die Ärzte der Hautklinik Davos bei zwei Aufenthalten nachdrücklich versichert, Cortison schädige nicht! Seitdem habe ich abgrundtiefes Mißtrauen gegen Ärzte.

Nimmst du noch heute Cortison?
Theo: Nein, seit letztem Herbst nicht mehr.

Hattest du als Kind oder hatte ein Mitglied deiner Familie ein Hautsymptom?
Theo: Ich selbst nicht. Mein Vater hatte ein sogenanntes Bäckerekzem. Er arbeitete mit Backhilfsmitteln und stand oft in Backstuben. Eine mögliche erbliche Disposition meiner Hautkrankheit ist also nicht auszuschließen.

Haut- und Magenkrankheiten wie Asthma gelten als klassische Leib-Seele-Krankheiten. »Ich fresse Schwierigkeiten in mich hinein.« »Ich könnte aus der Haut springen.« »Ich kriege keine Luft.« Kannst du dir auch seelische Konflikte als Auslöser deiner Krankheiten vorstellen?
Theo: Ich erinnere mich, als meine Leiden sich ab Mitte der siebziger Jahre zuspitzten, befand ich mich beruflich unter ungeheurem Streß. Ich war Betriebsratsvorsitzender einer Firma, die Konkurs machte. Später betreute ich eine Siedlung mit sozialschwachen Mietern. Das war alles entsetzlich aufreibend. Ich habe damals den Streß mit mir selbst abgemacht – ich rauchte viel und nahm viele Kopfwehtabletten ein, sechs bis acht Thomapyrin pro Tag. Ich habe »funktioniert«. Ich bin rücksichtslos mit mir umgegangen. Der Körper hat sich dann wohl einen Ausweg gesucht, um den Streß zu beenden, indem er mich schachmatt setzte.

Was würdest du heute in der gleichen Situation anders machen?
Theo: Dem Streß ausweichen. Sanfter mir mir umgehen. Weniger rabiat arbeiten. Ich bin ein Typ, der immer alles hundertprozentig macht und nicht rastet, bis er alles erledigt hat. Und wenn ich mir dabei die Rippen breche – was vorgekommen ist! Ich bin, wenn ich etwas angepackt habe, nicht zu bremsen. Ich kann auch mit keinem zusammenarbeiten. Ich rege mich fürch-

terlich auf, wenn ich eine lahme Ente neben mir habe. Ich werde leicht aggressiv. Bei mir fehlte manchmal nur eine Sekunde zu dem Schlag, den ich einem in die Fresse haue. Ich rege mich schnell auf. Auch heute noch, wenn ich mit meiner Sehbehinderung in eine Baugrube stolpere. Nach Streß, Aufregung und Ärger reagiere ich prompt wieder über die Haut. Sie sind die Hauptübel meiner Krankheit.

Du rauchst immer noch?
Theo: Ja.
Wie viele Zigaretten am Tag?
Theo: Zwanzig.
Warum tust du das? Rauchen ist doch Gift für Haut, Magen, Asthma-Lunge ...
Theo: Ich trinke so gut wie keinen Alkohol mehr. Ich habe alles aufgegeben, was mir lieb und teuer ist. Ich esse keinen Käse mehr, ich trinke coffeinfreien Kaffee, ich vermeide scharfe Gewürze. Ich darf nicht mehr Autofahren. *Eine* Freude will ich mir wenigstens gönnen. Das ist das Rauchen. Ob es schadet? Im schlimmsten Fall gehe ich eben zehn Jahre eher kaputt.
Wenn du an deine Krankheiten über all die Jahre denkst, bist du dann wütend, traurig, bitter?
Theo: Härter.
Könntest du dir vorstellen, deine Allergiebereitschaft durch ein Eingehen auf deine seelische Befindlichkeit, also mit Hilfe einer Psychotherapie abzubauen?
Theo: Ich weiß nicht. Seelische Konflikte werde ich nie ganz vermeiden können. Probleme, politische Konflikte lösen bei mir Ärger und damit Hautreaktionen aus. Das ist einfach so.
Wie ist deine Grundstimmung?
Theo: Grundsätzlich optimistisch. Aber als ich in der Universitätsaugenklinik lag, da habe ich gedacht, was soll das Ganze. Dann überlegte ich, daß das zweite Stockwerk nicht hoch genug war. Aber das ging schnell vorüber.

Sibylle

»Das war ein Überlebenstraining für mich«

Liebe Sibylle, uns ist nicht klar, ist Theo ein reiner Allergiker, oder hat er eine Neurodermitis, die immer da ist?
Sibylle: Theo ist ein dünnhäutiger Mann. Begonnen hat es bei ihm mit einer Allergie. Er hat eine starke Hausstaubmilbenallergie und viele andere Reizanfälligkeiten. Die Ärzte haben »endogenes Exzem mit starken anderen Komponenten« diagnostiziert. Das ist genau die wissenschaftliche Bezeichnung für Neurodermitis.
Du sagst, Theo ist ein dünnhäutiger Mann ...
Sibylle: Auch seine Seele ist dünnhäutig. Deshalb reagiert er wohl auch allergisch auf seine natürliche und menschliche Umwelt. Das mag er selbst vielleicht nicht so sehen. Als ich Theo kennenlernte, habe ich seine Dünnhäutigkeit zunächst gar nicht so bemerkt. Er spricht wenig über sich und kann auch mit mir schlecht über sich selbst reden. Heute weiß ich, er reagiert auf mich und andere empfindlich. Das hat sich mit der Zuspitzung seines Krankheitszustandes eher noch verstärkt. Theo ist empfindsam, er hat feine Antennen. Er hat sicher in seinem Leben keine Mechanismen entwickelt, mit Störungen, Aggressionen, Überforderungen innerlich fertig zu werden.
Hat das auch etwas zu tun mit der quälenden Kette seiner Krankheiten?
Sibylle: Das dürfte eine Wechselbeziehung sein. Die Krankheiten sind aufgetreten und haben seinen seelischen Allgemeinzustand verschlechtert. Das hat dann wieder zu neuen Krankheitsbildern geführt.
Wie gehst du mit der Dauerkrankheit deines Partners um?
Sibylle: Ich habe mir mit den Jahren eine gewisse »Wurstigkeit« angewöhnt. Das heißt, ich versuche, bestimmte Dinge nicht an mich herankommen zu lassen, um mich zu schützen. Ich probiere, mich aus der Affäre zu ziehen, wenn es mir »zu dicke« wird. Ich beschäftige mich dann mit anderen Dingen. Oder ich ziehe mich in unserer großen Wohnung zurück, wenn

ich seinem furchtbaren Kratzen nicht mehr zusehen kann. Ich halte es auch nicht aus, mit ihm in einem Raum zu schlafen, seine Ruhelosigkeit, Nervosität und sein Kratzen zu erleben. Wir schlafen also getrennt, wenn es geht, auch im Urlaub. Ich kann neben ihm nicht abschalten. Ich muß immer lauschen, was sich bei ihm tut. Das ist quälend. Wenn ich in einigen Jahren auf Rente gehe, werde ich mich unbedingt irgendwie außer Haus engagieren. Den ganzen Tag aufeinanderzuhocken, das wäre unter diesen Umständen nervtötend.

Macht es dir Schuldgefühle zu sagen, ich kann dir nicht helfen, ich halte es nicht aus, ich mache jetzt die Türe hinter mir zu, ich bin jetzt wütend?

Sibylle: Am Anfang hatte ich in der Tat starke Schuldgefühle dabei. Ich bin so veranlagt, daß ich anderen Menschen helfen möchte. Diese Haltung ist bei mir sicher überentwickelt. Manchmal denke ich, ich bin mit meinem Helferverhalten etwas bescheuert. Einerseits erkenne ich, daß ich in einer bestimmten Situation objektiv nicht helfen kann, andererseits leide ich darunter. Selbst heute erlebe ich öfters diese Zwiespältigkeit in mir: Wenn ich zum Beispiel auf eigene Faust mit dem Fahrrad losfahre oder alleine Urlaub mache, dann steigen Schuldgefühle in mir auf. Mir kreisen dann ständig die Gedanken im Kopf: Was macht Theo jetzt? Kommt er mit dem Alltag auch zurecht?

Stellst du denn auch Forderungen an deinen Partner?

Sibylle: Wenig. Viel zuwenig. Aber Forderungen würden zu Auseinandersetzungen führen, und denen möchte ich aus dem Weg gehen.

Was könntest du denn fordern?

Sibylle: Theo ist mit seiner Krankheit stark beschäftigt, sein Leben kreist darum. Natürlich ergreift eine solche Krankheit Besitz von einem Menschen. Aber er sollte sich nicht nur auf die Krankheit konzentrieren. Es wäre wichtig, wenn er auch einmal darauf achten würde, wie es dem anderen geht.

Der Kranke nimmt dem Gesunden den Sauerstoff zum Leben – wenn der Partner das Spiel mitmacht... Aber du hast gelernt, dich stärker aus diesem egozentrischen Krankheitsgeschehen herauszuziehen?

Sibylle: Das war ein Überlebenstraining für mich. Theos Krankheitszustand wurde immer schlimmer, und ich wurde immer unerbittlicher gefordert. Die Anforderungen an mich, Hilfe zu leisten, wurden immer stärker. Ich konnte mir ausrechnen, daß das eines Tages mit der Aufgabe meiner Persönlichkeit enden würde. Da überlegte ich ganz allmählich: Du mußt eine gewisse Trennung vollziehen.
Hast du in dieser Notsituation Hilfestellungen bekommen?
Sibylle: So richtig nicht. Es gab wohl gelegentlich Gespräche mit Freunden und Verwandten, und einmal während einer Kur Gespräche mit einer Psychologin. Die hat mir geraten, mich von meinem Mann zu trennen. Aber das kann ich natürlich nicht.
Hast du das schon einmal ernsthaft überlegt?
Sibylle: Ja. Weil alles zu hart wurde.
Beeinträchtigt die Krankheit euer sexuelles Leben?
Sibylle: Das ist bei uns auf dem Nullpunkt.
Wirst du da nicht wütend oder traurig?
Sibylle: Manchmal denke ich schon, mein Leben wäre anders verlaufen, wenn ich einen anderen Partner gehabt oder allein gelebt hätte. Aber das sind ja hypothetische Erwägungen.
Du bist ja eine schöne, begehrenswerte Frau. Ist die Krankheit objektiv so schlimm, daß sie Verzicht auf Sex verlangt, oder hat sich das mehr als eine Beziehungsstörung eingeschlichen?
Sibylle: Das hat sich eingeschlichen.
Da kommen wir auf unsere Lieblingsfrage zurück. Könnte hier nicht eine Therapie hilfreich sein?
Sibylle: Das würde bedeuten, daß wir beide in die Therapie gehen müßten. Da zieht Theo nicht mit. Man hat ihm das schon ein paarmal im Krankenhaus angeboten. Das hat er jedesmal abgelehnt. Ich bin allerdings auch sehr skeptisch. Ich habe Psychologen privat kennengelernt, bei denen ich immer ein bestimmtes, leicht durchschaubares Konzept und Techniken erkannte. So nach der Art: »Tu das, was dir guttut. Tu das, was du willst.« Solche Ratschläge sind ja schön und gut, aber ich kann ja nicht einfach tun, was mir gefällt. Es gibt viel zuviel äußere Zwänge, denen ich nicht entfliehen kann. Solche Psychologen-

Ratschläge gehen an der Realität vorbei. Ich kann mich nicht von meinem Umfeld lösen, ohne sehr viel Porzellan zu zerschlagen und Menschen zu schädigen. Obwohl ich nicht ganz sicher bin, ob es möglicherweise ganz andere Reaktionen provozieren würde. Aber meine Skepsis überwiegt.

Meinst du, daß du vielleicht auch einen Anteil haben könntest an dem Krankheitsgeschehen?

Sibylle: Das schließe ich nicht aus. Ich bin auch nicht einfach. Es ist sicher auch eine Frage, wie mein Mann mit meiner Kompliziertheit fertig wird.

Sprecht ihr darüber?

Sibylle: Selten. Das sind Sternstunden. Ich scheue mich davor, weil Theo leicht aggressiv wird.

Woher nimmst du die Kraft, deine Situation auszuhalten?

Sibylle: Ich habe als Kind lernen müssen, einiges auszuhalten. Mein Vater war als Antifaschist im KZ. Aber ich habe von ihm auch Selbstvertrauen geerbt.

Was würdest du aus deiner Erfahrung heraus dem Partner eines Hautkranken raten?

Sibylle: Er sollte sich eine gewisse Eigenständigkeit erhalten. Er ist als Partner ja nicht krank. Das mag für den Kranken ein bißchen hart sein. Aber die Krankheit darf nicht zum Gefängnis für beide werden. Auch der Kranke hat übrigens ein Anrecht auf die Teilnahme an einem gesunden Leben. Aufpassen müssen beide allerdings, daß sie nicht zwei getrennte Leben aneinander vorbei führen und sich Entfremdung einstellt. Theo und ich haben viel Gemeinsames: gemeinsame Vergangenheit, gemeinsame schöne und harte Erlebnisse, ein gemeinsames Kind. Theo ist witzig und gescheit. Da ist viel, was uns verbindet und zu gemeinsamem Erleben führt.

Das klingt getragen, etwas in Moll . . .

Sibylle: Das ist auch getragen. Da ist sicher keine Euphorie dabei.

Aber Sehnsucht?

Sibylle: Ja.

Tochter Svenja und Mutter Mechthild:

Als ich Frau Hellermann vom »Schwelmer Modell« frage, ob sie ein Kind für ein Interview wisse, nennt sie mir Svenja, fünf Jahre alt, Kindergartenkind. Die sei topfit. Und das ist sie. Eine muntere Krabbe! Sie weiß ganz genau, was sie essen kann und was nicht. Erstaunlich! Mehr als die Mutter, wie Mechthild Dohrmann (35), Sonderschullehrerin, selbst einräumt. Ob Kinder eher gesund werden wollen als Erwachsene? K. J.

Svenja

»Bonbons – Neiiiiin!«

Svenja, gell, du ißt gerne Bonbons?
Svenja: Neiiiiiin!
Aber Weintrauben?
Svenja: Pfuiiiii!
Was machst du denn im Kindergarten, wenn du etwas nicht magst?
Svenja: Ich nehme mir was mit, was ich essen darf.
Was darfst du essen?
Svenja (denkt scharf nach, dann langsam aufzählend): Apfel, Banane, Birne, Aprikosen, Gurke, Spezialbonbons, Trokkenziegenmilch, Ziegenkäse, Reis, Bohnen, Karotten, Vollkornbrot, Dinkelnudeln.
Wo kauft ihr das ein?
Svenja: Hier im Haus.
Kennst du hier auch andere Kinder?
Svenja: Natürlich.
Was macht ihr?
Svenja: Über das Essen sprechen. Autogenes Training. Uns auf der Matte entspannen. Mit drei Kissen!
Machst du das zu Hause auch?
Svenja: Ja. Mit Mami.
Was macht die Mami dabei?

Svenja: Die erzählt ganz schöne Geschichten!
Wie geht es dir heute?
Svenja: Guuuuut!
Wann hat es dich zum letzten Mal gejuckt?
Svenja: Als ich im Kindergarten etwas Falsches gegessen habe.
Was hast du da gegessen?
Svenja: Popcorn. Da war falsches Fett dran.
Hast du das gleich gemerkt?
Svenja: Nein, erst als ich alles aufgegessen hatte. Dann bekam ich Bauchweh. Dann hat's gejuckt.
Wo hat es dich gejuckt?
Svenja (zeigt mit der rechten Hand die Stellen): Im Gesicht. In den Ellenbogen. An den Knien.
Als es dir so schlechtging, konntest du da nachts richtig schlafen?
Svenja: Nein. Ich habe in der Nacht oft gepuzzelt. Manchmal habe ich gebastelt oder gestickt.
Alleine?
Svenja: Ja. Mami kam aber öfters zu mir ins Zimmer.

Mutter Mechthild:

»Das autogene Training haben wir beide im ›Schwelmer Modell‹ gelernt«

Frau Dohrmann, fiel Svenjas Neurodermitis wie ein Blitz vom Himmel?
Mechthild Dohrmann: Nein. Ich selbst habe auch Neurodermitis. Von Geburt an. Ich halte allerdings nicht durch, was Svenja therapeutisch auf sich nimmt. Vielleicht mache ich das einmal, wenn Svenja gesund ist. Im Augenblick nehme ich häufig Cortison ...
Hatten Sie bei Ihrer Neurodermitis nicht Angst, ein krankes Kind zu kriegen?

Mechthild Dohrmann: Ja, bei unserer ältesten Tochter. Aber Britta ist völlig gesund. Bei Svenja hingegen fing es bereits nach drei Monaten mit asthmatischer Bronchitis an. Das war schlimm. Sie wurde jede Nacht bis neunmal wach und brauchte unsere Hilfe. Als die asthmatische Bronchitis zurückging, fing es bei Svenja vor zwei Jahren mit der Haut an. Sie war von oben bis unten ekzematisch.

Asthma und Neurodermitis deuten auf psychische Hintergründe. Können Sie sich darauf einen Reim machen?

Mechthild Dohrmann: Nicht in allen Fällen. Daß psychische Faktoren auch eine große Rolle spielen, sieht man zum Beispiel daran, daß Svenjas Haut sich bei großer Freude – etwa am Geburtstag, an Weihnachten oder bei Besuchen – häufig wesentlich verschlechtert. Mit negativen Ereignissen wird Svenja wesentlich besser fertig. Bei anderen Kindern der Gruppe ist es umgekehrt.

Welchen Wert hat für Sie das autogene Training?

Mechthild Dohrmann: Das ist wichtig. Ich merke, wie es mir guttut. Svenja wiederum spürt genau, wenn sie, etwa am Abend, aufgedreht ist, daß es ihr hilft, sich hinzulegen und Entspannung zu üben. Das autogene Training haben wir beide im »Schwelmer Modell« gelernt.

Wie lange waren Sie im »Schwelmer Modell«, bis Sie bei Svenja eine Besserung feststellten?

Mechthild Dohrmann: Rund ein halbes Jahr. Im September begannen wir hier, im März war die anhaltende Besserung deutlich sichtbar.

Belastete die dauernde Zuwendung für Svenja nicht Ihre Familie?

Mechthild Dohrmann: Sicher. Britta hatte als ältere Schwester zunächst viel Mitleid mit Svenja. Sie nahm Rücksicht auf sie und aß in ihrer Gegenwart nichts, was Svenja nicht essen durfte. Später wurde sie ziemlich wütend, weil sich alles um Svenja drehte. Ständig stand ich in der Küche, um für Svenja zu backen und zu kochen. Heute hat sich das wieder eingespielt. Inzwischen ermahnt mich Britta manchmal sogar, wenn ich meine Zuwendung zu Svenja etwas bremse, weil ich vermute, daß Svenja uns einfach nur provoziert. Dann sagt Britta: »Wie kannst du nur?« – und kümmert sich um Svenja!

Wie sieht das aus mit dem Provozieren?

Mechthild Dohrmann: Vor einigen Monaten war es noch so, daß sich Svenja hinsetzte und sagte: »Ich will jetzt eine Backmaus essen.« Ich antwortete: »Wir haben nur Brezel da.« Dann tobte sie. Oder sie drohte: »Wenn ich keine Backmaus kriege, dann kratze ich mich!« Anfangs gab ich nach, weil ich Mitleid mit dem Kind empfand. Inzwischen habe ich gelernt, nein zu sagen. Wir haben mit Svenja darüber gesprochen, daß wir auf eine solche Erpressung nicht mehr eingehen. Daß sie sich nur selbst schädigt, wenn sie sich kratzt, um uns zu bestrafen. Wir haben ihr erklärt, daß die Diät für sie gut ist, daß wir sie nicht damit quälen, um sie zu ärgern. Svenja hat das großartig begriffen. Sie hat ein riesiges Stück Verantwortung für sich übernommen. Ich bin ja in großen Abschnitten ihres Alltags gar nicht dabei. Ich sehe sie erst nachmittags. Sie geht in den Kindergarten, zu Schwimmkursen, zum Chor. Wenn sie da nicht selbst mit dem Essen und Kratzen auf sich aufpaßt, hat das Ganze keinen Sinn.

Heißt das, daß Svenja trotz aller Schmerzen und Einschränkungen durch ihren verantwortungsbewußten Umgang mit der Neurodermitis auch etwas Positives für ihr Leben mitnimmt?

Mechthild Dohrmann: Svenja und die anderen Kinder leisten etwas, was ich zum Beispiel als Erwachsene noch nicht geschafft habe. Sie hat ihr Leben mit seinen Einschränkungen im Griff. Ich glaube, solche Kinder wie hier im »Schwelmer Modell« werden später selbstbewußter und vielleicht stärker sein. Sie wissen: »Wenn ich etwas will, kann ich das auch.«

Was hat Ihnen, wenn Sie zurückblicken, das »Schwelmer Modell« gebracht?

Mechthild Dohrmann: Wir hätten das alles ohne die Kenntnis und die Hilfe hier nicht durchgehalten. Wenn mein Mann und ich alleine gewesen wären, hätten wir vermutlich bei schwierigen Phasen der Diät aus Resignation oder Angst aufgehört. Wenn Svenja uns provozierte, konnten wir mit anderen Eltern oder der Psychologin darüber sprechen und Erfahrungen austauschen. Die Ernährungsumstellung hätte ich alleine nicht hingekriegt. Selbst heute noch, nach einem Jahr, komme ich praktisch jede Woche mit neuen Fragen.

Sie kochen alles selbst für Svenja?

Mechthild Dohrmann: Sie darf grundsätzlich nichts anderes essen als das, was ich koche. Das bedeutet einen großen Einsatz für mich, und für Svenja ist es auch nicht einfach. Es geht nicht anders. Noch letzte Woche habe ich die Panne mit dem Popcorn erlebt, von der Svenja gerade erzählte. Die Kindergartenleiterin hatte Svenja versichert, es sei »gutes Öl«. Svenja verstand darunter Sonnenblumenöl, das sie gut verträgt. In Wahrheit handelte es sich um ein anderes Öl, das prompt den neurodermitischen Schub auslöste. Wir gehen mit Svenja auch auswärts essen, wählen dann aber sorgfältig aus. Seit zwei Wochen haben wir erstmals die Gelegenheit, Roggenknäckebrot zu kaufen, das Svenja gut bekommt. Mit Sicherheit wird das Spektrum der Nahrungsmittel, die sie zu sich nehmen darf, größer werden. Darauf freuen wir uns mit ihr.

Stehen Sie in Svenjas Sonderbetreuung allein, oder hilft Ihr Mann auch mit?

Mechthild Dohrmann: Jetzt mache ich das. Aber das erste Dreivierteljahr ist mein Mann – er arbeitet als Fernmeldehandwerker – hier immer zu den Abenden im »Schwelmer Modell« mitgegangen. Heute stellt sich einfach das Problem mit dem Babysitter für den Abend, also bleibt mein Mann zu Hause. Das ist eine Frage der Arbeitsteilung. Es ist aber während der gesamten Behandlung besonders wichtig, daß sich beide Elternteile und möglichst auch die Großeltern bei Erziehungsfragen und bei Problemen mit der Diät gleich verhalten. Die Kinder können die Diät nur dann akzeptieren, wenn die Eltern und auch die Personen aus der näheren Umgebung des Kindes hinter der Diät stehen.

Sarah:

»Jedesmal, wenn ich kam, hat der Hautarzt die Cortison-Dosis verstärkt«

Sarah (19), Studentin der Geisteswissenschaften.
Ach, Sarah, wir lieben dich einfach. Als sich deine Eltern trennten, haben wir gesagt: Falls einem etwas passiert, wir nehmen dich jederzeit! Wir kennen dich schon aus Kinderladenzeiten. Haben dich mit Odine in die Ferien mitgenommen. Was habt ihr herrlich miteinander herumgealbert! Natürlich auch gestritten. Warum ist es mit dir einfacher als mit der eigenen Tochter? Wie schön wäre es gewesen, wenn Odine sich hätte öffnen und für dieses Buch ihr Erleben dokumentieren können. So ist das eben!
Paß auf dich auf! Neurodermitis ist keine Kleinigkeit!
K. und M. J.

Sarah, bei dir hat der Hautarzt vor kurzem Neurodermitis diagnostiziert. Hattest du schon früher Hautbeschwerden?
Sarah: Ich erinnere mich, daß ich als Kind viele Früchte nicht essen durfte, vor allem keine Erdbeeren, weil ich auf die sofort mit Ausschlag reagierte. Ich hatte auch oft Heuschnupfen. Er trat meistens auf, wenn ich bei meinen Großeltern am Niederrhein war und wir im Frühjahr und Sommer durch die Wiesen radelten. Ausschläge und Heuschnupfen verschwanden jedoch wieder. Als ich zehn Jahre war, war ich beschwerdefrei. Letztes Jahr, also in meinem 18. Lebensjahr, fing es mit Heuschnupfen wieder an. Dieses Jahr hatte ich keinen Heuschnupfen. Aber es bildeten sich rote Stellen in der linken Armbeuge. Das kannte ich bereits von früher. Plötzlich breiteten sich die roten Stellen über die Arme, die Beine, die Brust bis ins Gesicht aus.
In welcher Situation fing das an?

Sarah: Als mein Vater im Sommer 1990 ins Krankenhaus mußte und damit starke Betreuungsaufgaben auf mich zukamen: Einmal am Tag besuchte ich meinen Vater, zweimal am Tag suchte ich seine Wohnung auf, um unseren Kater Andorra zu füttern. Das war eine große Belastung, denn der Streß vom eben bestandenen Abitur steckte mir noch in den Knochen. Außerdem war gerade mein Großvater, an dem ich sehr hing, an Magenkrebs gestorben. Noch dazu war ich rat- und planlos, was ich studieren sollte. Ferien hatte ich auch keine gemacht, sondern in einem Bücherkaufhaus gejobbt. Ich glaube, das war alles zuviel für mich. Die Überforderung habe ich wohl über die Haut ausgetragen. In meiner Familie tragen die meisten die Konflikte eher über den Magen aus. Eine Tante allerdings hatte ein chronisches Hautekzem.

Was hast du gemacht, als die Flecken und das Jucken sich melden?

Sarah: Ich bin zum Hautarzt gegangen. Der hat mir verschiedene Salben verschrieben. Jedesmal, wenn ich kam, hat er die Cortison-Dosis verstärkt. Aber das wußte ich zunächst nicht. Von Cortison hat er nichts gesagt. Ich fühlte mich bei ihm nicht aufgehoben, da er keine Zeit für ein intensives, ja auch nur ein oberflächliches Gespräch ließ oder hatte.

Wie fühltest du dich?

Sarah: Mir ging es total dreckig, auch seelisch. Ich fühlte mich häßlich, nicht liebenswert. Es juckte alles. Am liebsten hätte ich mich ins Bett hinter ein Buch verkrümelt. Aber im Bett juckte es ja noch schlimmer. Immer hatte ich Angst: Wie wache ich morgen auf? Habe ich dann noch mehr Flecken? Wo werden die sein? Bin ich dann ganz rot? Wird das Gesicht verschwollen sein? Den Körper konnte ich ja mit den Klamotten verstecken, aber das Gesicht sahen alle. Das war so schlimm für mich. Allein die Vorstellung, nicht schön zu sein, quälte mich.

Hat dir der Arzt die Krankheit erklärt?

Sarah: Ja. Er hat mir gesagt, daß die Neurodermitis endogen ist, also von innen kommt. Er sagte mir aber auch, das sei grundsätzlich nicht heilbar, sondern nur einzudämmen.

Wie fühltest du dich bei dieser Eröffnung?

Sarah: Total beschissen. Ich dachte: »Jetzt läufst du dein

ganzes Leben mit diesen Flecken herum. Immer werden sie jucken.« Ich erinnerte mich, daß du, Katharina, Neurodermitis hast und daß ihr beide oft getrennt geschlafen habt. Das habe ich nicht verstanden. Aber erst, als ich selber betroffen war, habe ich gemerkt, daß auch ich keinen Mann neben mir ertragen konnte, weil ich viel zu sehr von mir selbst in Anspruch genommen wurde. Zur gleichen Zeit wünschte ich mir, einfach lieb in den Armen gehalten zu werden.

René, wie hast du als Sarahs Freund darauf reagiert?
René: Ich fand das alles ein bißchen übertrieben. Die Flecken fand ich nicht besonders häßlich, obwohl Sarah sich so fühlte. Ich liebte sie genauso wie vorher.

Was hättest du, Sarah, dir gewünscht?
Sarah: Einen Alleinunterhalter nur für mich. Einen, der sich ständig um mich kümmert, so daß ich nicht gezwungen werde, an meine Flecken zu denken.

Meinst du, das kann ein Freund leisten?
Sarah: Nein. Das wäre viel zu schwer. Aber ich habe es mir gewünscht. Mir ging es dreckig. Ich wünschte, daß sich alle anderen um mich kümmerten. Zugleich habe ich mich aber auch verkrochen. Ich dachte, die starren alle auf meine Flecken im Gesicht. Wenn jemand sagte, du siehst doch gut aus, dann konnte ich das nicht glauben.

Wie geht es dir im Augenblick?
Sarah: Gut. Im Augenblick bin ich wieder symptomfrei. In letzter Zeit habe ich allerdings zur Vorbeugung noch ab zu eine massive Cortison-Salbe geschmiert.

Was willst du in Zukunft gegen die Neurodermitis machen?
Sarah: Ich bin ratlos. Vielleicht den Streß vermeiden. Aber wie? Mein Studium wird stressig. Ich weiß, daß die Neurodermitis immer wieder auftreten kann. Das verunsichert mich.

Wie hört sich das für dich an, »Ich bin eine Neurodermitikerin«?
Sarah: So wie »Ich bin Alkoholikerin«.
Also schlimm?
Sarah: Nein. Das ist halt so.
Aber als Alkoholikerin hast du die Chance, trocken zu werden.

Sarah: Ich habe da in meiner Familie ein schlechtes Bild vor den Augen. Aber ich weiß natürlich, daß man etwas gegen den Zustand machen kann. Das dürfte auch für die Neurodermitis gelten. Aber sicher ist es schwieriger als für einen Alkoholiker. Der Alkoholiker muß »nur« auf seine Flasche verzichten. Als Neurodermitikerin weiß ich doch erst einmal überhaupt nicht, auf was ich verzichten muß, was für mich schädlich ist. Essen, Umwelteinflüsse, Seelisches?

Mit der Nahrung hat Neurodermitis aber viel zu tun . . .

Sarah (lacht): Ich freß ja den letzten Scheiß. Aber ich könnte meine Ernährung kaum umstellen. Im Studium komme ich kaum zum Kochen. Da esse ich doch in der Mensa oder um die Ecke beim Pommes-Mann.

Wie siehst du es mit der Cortison-Behandlung in Zukunft? Das ist doch auf die Dauer ein Teufelszeug.

Sarah: Ich weiß noch nicht. Im Prinzip hat mich keiner über Cortison aufgeklärt. Ich habe mich auch nicht damit beschäftigt, weil ich, solange ich keine Symptome habe, diese Krankheit auch verdränge. Ich glaube, wenn ich daran denke oder mich damit beschäftige, provoziere ich den Ausbruch der Neurodermitis. Also tue ich so, als ob ich gesund wäre.

Nach der Redigierung ihres Textes schreibt uns Sarah eine Woche später: »Habe am Freitag auch wieder einen Fleck gehabt, über der linken Brust, und einmal mit Cortisonsalbe eingerieben, und dann nicht mehr. Am Dienstag war er zum Glück wieder weg!«

Aus dem Gerichtssaal:

Neurodermitiskranker Richter kurz vor dem Aus

Siedendheiß fuhr es mir unter die Haut, als ich am 1. 7. 1988 in der Frankfurter Rundschau den folgenden Text des Justizberichterstatters Norbert Leppert las. Hätte es mir nicht auch so gehen können? Leider gelang es mir nicht, Kontakt zu dem Kollegen zu bekommen. K. J.

Richter verschlampte Akten: Freiheitsstrafe

Sieben Monate auf Bewährung/Krankheit berücksichtigt

Von unserem Redaktionsmitglied Norbert Leppert (z. Z. Gießen)

Weil er Akten verschlampt hatte, die zum Teil bis heute nicht wieder aufgetaucht sind, ist ein 51 Jahre alter Richter aus Frankfurt vom Gießener Amtsgericht zu sieben Monaten Freiheitsstrafe mit Bewährung verurteilt worden. Für einen Schuldspruch wegen Strafvereitelung, wie ihn die Anklagevertretung überdies gefordert hatte, fehlte es dem Gericht jedoch am überzeugenden Nachweis einer vorsätzlichen Tat.

Wie die Beweisaufnahme ergab, war der Richter seit Jahren ein kranker Mann. Vor allem litt er unter einer Neurodermitis, einer Hauterkrankung, von der bekannt ist, daß psychische Faktoren eine erhebliche Rolle spielen. Bereits Anfang der 70er Jahre war der Angeklagte erstmalig im Dienst zusammengebrochen: Während einer Auslandsreise in einem NS-Prozeß, an dem er als beisitzender Richter mitwirkte.

Wieder als Einzelrichter tätig, gelang es dem Angeklagten trotz der Krankheit, sein Dezernat nach Aussagen von Kollegen einwandfrei zu führen. Zwischenzeitlich allerdings mußte er zur Behandlung immer wieder auch in Kliniken. Einen großen Teil seiner Arbeit versuchte der Richter durch Aktenstudium zu Hause zu erledigen. Manchmal aber erschien er auch mit Salben und dicken Verbänden zur Verhandlung.

Doch Anfang der 80er Jahre schien es so, als erhielte die Krankheit einen neuen Schub. Kollegen des Richters stießen zunehmend auf Merkwürdigkeiten. »Wir dachten, er hätte einen Schlag weg«, formulierte es ein Oberamtsanwalt. Auffällig war auch, daß sich die Schrift des Richters verändert hatte: So verwaschen war das Bild, daß man den Eindruck erhielt, der Kugelschreiber sei ohne Druck über das Papier gelaufen.

Krankheit und ein kompliziertes Scheidungsverfahren mit seiner Frau führten ab 1984 dazu, daß immer mehr Akten in dem Dezernat nicht mehr bearbeitet wurden. Vorübergehend war der Richter auch für seine Dienstaufsicht nicht mehr zu erreichen. Man brach seinen Schreibtisch auf und stieß auf knapp 60 Fälle, die nicht bearbeitet worden waren.

Schließlich wußte sich die Justiz nicht anders mehr zu helfen: Gegen den Richter, dessen Aufenthaltsort unbekannt war, erging Haftbefehl wegen Strafvereitelung und Verwahrungsbruchs. Unterdessen lag der Angeklagte in einer Mainzer Klinik – nach einem Selbstmordversuch. Nach und nach kamen weitere Akten, die er bei seiner Freundin, einer Krankenschwester aus der Psychiatrie, verwahrt hatte, wieder in den Besitz der Justiz; bis auf sechs Fälle von Ordnungswidrigkeiten, deren Unterlagen bis heute nicht aufgetaucht sind.

Nach Ansicht des psychiatrischen Sachverständigen war der Richter seelisch so gestört, daß seine Schuldfähigkeit in Frage stand. Aus der Pharmazie sei bekannt, daß große Dosen Cortison, mit denen der Richter behandelt worden sei, Psychosen auslösen könnten. Beim Angeklagten, so der Homburger Gerichtspsychiater Professor Rainer Luthe, habe zuletzt ein »Depressives Syndrom mit dem entsprechenden Antriebsverlust« vorgelegen.

Der Anklage zufolge mußte der Richter gleichwohl bestraft werden. Auch wenn er nicht die Absicht gehabt habe, Akten verschwinden zu lassen, habe sich der Richter schon deshalb schuldig gemacht, weil er die Fälle nicht rechtzeitig bearbeitete, erklärte Oberstaatsanwalt Reinhard Rochus. Der Staatsanwalt forderte ein Jahr Freiheitsstrafe, die auf Dauer von drei Jahren zur Bewährung ausgesetzt werden sollte.

Von der Verteidigung dagegen war Freispruch verlangt worden. Strafvereitelung und Verwahrungsbruch seien nur dann strafbar, wenn sie vorsätzlich begangen würden, hieß es in dem Plädoyer von Rechtsanwalt Burckhard Knoche. Sein Mandant aber sei »immer davon ausgegangen, daß er es trotz seiner schweren Krankheit schon schaffen wird«.

In dem zwei Tage dauernden Verfahren kam das Gießener Schöffengericht unter Leitung von Richter Jochen Werner zu dem Ergebnis, daß sich der Frankfurter Kollege wegen Verwahrungsbruchs schuldig gemacht habe. Auch wenn beinahe alle Akten letztlich wieder aufgetaucht sind, erfülle auch das vorübergehende Verschlampen schon einen Straftatbestand.

In dem Prozeß, der mit Rücksicht auf mögliche Parteilichkeiten von Frankfurter Richtern in Gießen stattfand, hatte der Berufsjurist auf der Anklagebank selber wiederholt das Wort ergriffen. Zu den nicht wieder aufgetauchten Akten sagte er: »Es gab keinen Grund, sie verschwinden zu lassen – weil es doch viel schneller geht, sie zu bearbeiten.« Seine Krankheit habe er mittlerweile »im Griff«, und nach der neuerlichen Heirat »macht mir auch das Leben wieder Freude«.

Am liebsten, bekannte der Richter in seinem »letzten Wort«, möchte er wieder Richter sein dürfen – allerdings nicht mehr in Frankfurt. Gegen seine Gießener Verurteilung will er in der Berufung angehen.

*Neurodermitiker-Selbsthilfegruppe
Düsseldorf:*

»Der einzelne geht aus seiner Einsamkeit heraus. Es ist eine Art Coming out«

Wir treffen uns im Vollwert-Café »naturelle«. Es liegt wenige Schritte vom Büro des Düsseldorfer Ortsverbandes des Allergiker- und Asthmatikerbundes entfernt, am Wehrhahn, im Herzen der NRW-Metropole. Heute sind nur zwei Gruppenmitglieder anwesend: Irmgard Michels, die rührige Vorsitzende des Ortsverbandes, 43 Jahre alt, Sachbearbeiterin, und Herr N., 78 Jahre alt, Diplom-Kaufmann, agil, drahtig und zehn Jahre jünger wirkend. »Wenn die Leute nicht mehr kommen«, lacht Irmgard Michels, »bin ich nicht unglücklich. Dann geht es ihnen besser.«

Erst schüchtert mich Herr N. durch seine fast militärische Knappheit und Kurzangebundenheit etwas ein. Tatsächlich verleugnet er seine Prägung durch die Wehrmacht nicht. »Ich bin alter Soldat«, bemerkt er trocken, »ich kann Härte ertragen.« Und Härte hat es wohl für den Sohn eines Neurologen gebraucht, die körperlichen Blessuren fast acht Jahrzehnte zu ertragen. Bereits mit sechs Wochen zeigen sich bei ihm die ekzematischen Symptome, die er bis heute, vor allem in den Beugen der Ellbogen und der Knie, aber auch im Gesicht über zwei Kriege und fünf Staatsformen hinweg nie verlieren wird. »Die Allergieanfälligkeit erbte ich aus der mütterlichen Linie und habe sie meinen beiden Töchtern weitergegeben. Als kleiner Junge haben mir die Augen unerträglich gejuckt. Jedes Jahr im Juni, Juli bekam ich meine Allergien. Als ich erwachsen wurde, kam Asthma hinzu.«

Auch im Augenblick, in dem N. dies erzählt, zeigt er das typisch gerötete und schmerzhaft angespannte »Neurodermitisgesicht«. N. hat viele Medikamente, homöopathische Präparate, Frischzellentherapie, ja sogar den Bad Gasteiner Heilstollen (»half gar nichts«) ausprobiert. Als Sternstunde nüchterner Wahrheit empfand er die Konsultation bei jenem Hausarzt, der ihm lapidar eröffnete: »Damit müssen Sie leben, bis Sie sterben.«

Eine richtige Heilung kann sich N. nicht mehr vorstellen, wohl aber »temporäre Linderung«, wie er es in seinem kultivierten Sprachduktus formuliert. Er ist eher ein Einzelgänger (»Ich bin kein Gruppenmensch«), und doch ist er dem Allergiker- und Asthmatikerbund beigetreten. Er nimmt in größeren Abständen an den monatlichen Sitzungen der Düsseldorfer Neurodermitis-Selbsthilfegruppe teil. Warum? »Ich will mir Informationen verschaffen. Ich bin für alles offen. Die Gruppe kann gut sein, um neue Therapieformen zu erfahren.« Über sein Inneres sprechen mag er dort allerdings weniger. Auch als er in der Hautklinik in Leysin oberhalb des Genfer Sees kurte, weigerte er sich, am gemeinsamen Gespräch der Patienten über Sinn und Erscheinungsweise ihrer Leiden teilzunehmen...

Und doch gesteht N., von unserem lebendigen Gespräch sichtlich aufgetaut und angerührt: »Psychisch habe ich eine dünne Haut.« Ich glaube es ihm aufs Wort. N. ist ein sensibler Mann, der viel mit sich abmacht, weil er Mitmenschen nicht belasten will. Seine 30 Jahre jüngere, zweite Frau auch nicht? »Sie hat großes Verständnis für mich, wenn mich der Juckreiz quält«, erwiderte er, »aber meistens ziehe ich mich lieber zurück. Wir haben Gott sei Dank eine große Wohnung.« Wenn die Juckteufel N. zu boshaft bedrängen, dann bricht gelegentlich auch ein »häßliches Wort« aus ihm heraus. Oder er geht spazieren. Das beruhigt ihn.

Um innere Ruhe geht es bei der aufgekratzten Haut. Das weiß N. Vor Jahrzehnten hat er in Bremen Meditation bei dem indischen Lehrer Maharishi Mahesch gelernt. Das hilft ihm noch heute. »Die Schwierigkeiten sind die gleichen«, gesteht Herr N. mit weisem Lächeln, »aber ich kann sie besser bewältigen.«

Meine eigene strotzende Gesundheit kommt mir fast etwas unanständig vor bei diesem Gespräch mit zwei Hautkranken. »Anfangs wäre ich am liebsten vom Dach gesprungen«, erzählt Irmgard Michels, »ich schwankte zwischen Depression und aggressiver Randale.« Allergisches Ekzem seit dem Säuglingsalter, besonders schlimm in der Pubertät, während der Hauswirtschaftsausbildung. Grundsätzliche Besserung, als sie mit 33 Jahren im Kamillianer-Krankenhaus in Mönchen-Gladbach unter dem – von den Hautkranken verehrten – Dr. Jorde eine strenge, von Milch und Eiweiß freie Allergenkost verordnet bekommt. Diese Erfahrung bringt die Nahrungsmittelallergikerin natürlich auch in den Düsseldorfer Ortsverband des Allergiker- und Asthmatikerbundes wie in den monatlichen Selbsthilfe-Gesprächskreis ein. Der Ortsverband hat 270 Mitglieder organisiert, die Zahl der Gesprächsgruppenteilnehmer schwankt zwischen zwei und zehn. Jeden Montag sitzt Irmgard Michels zwischen 18.00 und 20.00 Uhr für die vielbeanspruchte Telefonsprechstunde im Ortsbüro. Für das nächste Jahr ist ein Vollwertkochkurs für die Mitglieder geplant.

Ob die Frau mit dem sensiblen Gesicht, die da vor mir sitzt, schon immer so offen war, rätsele ich. Es dürfte wohl mit dem Geist ihrer Gruppe zu tun haben. »Ich hatte anfangs selbst Widerstände, mich in der Gruppe über mich auszubreiten«, räumt Irmgard Michels ein, »dabei ist das die einzige Chance, vorwärts zu kommen. Das Über-sich-Sprechen ist ein ganz wichtiger Schritt auf dem langen Weg zur Heilung.« Das redende Sich-Öffnen will gelernt sein. Neurodermitiker sind, so hat Irmgard Michels beobachtet, meist von sich selbst abgeschnitten, »abgenabelt«, sie lieben sich ebensowenig wie ihre Haut. »Jeder lernt in der Gruppe, sich selbst zu mögen. Das ist das simple Geheimnis des Gruppenerfolgs.«

Gestörte Selbstwertgefühle? frage ich. »Ja«, gibt Irmgard Michels Auskunft, »das gilt für die Frauen und Männer in der Gruppe, auch wenn Frauen naturgemäß stärker unter ihrem schlechten Hautbild leiden. In der Gruppe lernen sie, sich selbst ernst zu nehmen, nicht immer nur ihre Haut zu sehen, sondern sich selbst zu fühlen. Dabei fließen manchmal bittere, aber auch befreiende Tränen. Zuerst reden manche neue Mitglieder flapsig über ihre Krankheit, sie brauchen die Schnoddrigkeit als Schutzschild. Dann werden sie aufgewühlt, wenn die anderen ihnen aufmerksam zuhören, ehrliche Fragen stellen und Anteilnahme zeigen. Der Neurodermitiker kann oft gar nicht glauben, daß er gehört, wahrgenommen und gern gemocht wird.«

Neurodermitiker sind meist disziplinierte, kluge und verantwortungsbewußte Menschen, meint Irmgard Michels, aber sie gestehen sich ihre Überforderung nicht ein, können nicht nein sagen, keine Hilfe in Anspruch nehmen, sie stecken voller innerlicher Spannungen, Unruhe, Ängste, die sie nicht auszudrücken gelernt haben: Irmgard Michels: »Die arme Haut ›spricht‹ diese Qualen aus.«

Mehr Frauen als Männer suchen die Gruppe auf. Männer, registriert Irmgard Michels, haben mehr Angst, sich zu offenbaren. Sie ziehen Telefonate oder Einzelgespräche vor. Das kenne ich selbst aus meiner therapeutischen Arbeit in Männergruppen im Rahmen des Düsseldorfer Männerbüros. »Was sind wir Männer doch für Lahmärsche«, denke ich. »Ich würde jedem sagen«, unterbricht Irmgard Michels meinen Gedankenausflug, »geh in eine Gruppe!« Und: »Der einzelne geht in der Gruppe aus seiner Vereinzelung heraus. Es ist eine Art Coming out.«

Sagt's, und die beiden Vertreter der Selbsthilfegruppe Neurodermitis verabschieden sich. Der nächtliche Verkehrslärm der Großstadt umfängt mich wieder. Ich bin beeindruckt.

M. J.

Auf die Pelle gerückt

Arme Haut
Gute Haut
Dünne Haut
Dicke Haut
Heile Haut
Alte Haut
Aus der Haut fahren
Unter die Haut gehen
Berührt
Angerührt
Reizend
Reizvoll
Sich in der Haut nicht wohl fühlen
In der Haut eines anderen stecken
Gänsehaut
Auf die Pelle rücken
Lederhaut
Rot vor Scham
Blaß vor Schreck
Weiß vor Wut

Blau vor Kälte
Gelb vor Neid
Schwitzen vor Angst
Die Haut zu Markt tragen
Seine Haut teuer verkaufen
Geschunden werden
Das juckt mich nicht
Jemanden mit Samthandschuhen anfassen
Hautnah
Mit Haut und Haar
Mit heiler Haut davonkommen
Seine Haut retten
Aus der Haut fahren
Aufgekratzt sein
Das kratzt mich
Dickes Fell
Dünnhäutig
Die Haut bei lebendigem Leib abziehen

Was ist Neurodermitis?

Ein multifaktorelles Geschehen

In der Bundesrepublik Deutschland gibt es über zwei Millionen Neurodermitiker. Ihre Zahl nimmt zu. Viele wissen gar nicht, daß sie oder ihr Kind Neurodermitis haben. Als wir kürzlich den kleinen neurodermitischen Sohn eines Vetters mitleidig und wissend ansahen, welche Neurodermitiskarriere er vor sich haben kann, wurde uns erklärt: »David hat ja nur eine Allergie.« Wenn das so einfach wäre!

Da der Schwerpunkt dieses Buches auf dem Leibseelischen liegt, wollen wir nur knapp umreißen, was unter Neurodermitis verstanden wird, und die therapeutischen Wege in gebotener Kürze darstellen. Zum Glück gibt es heute gut verständliche Bücher darüber, die wir im Literaturverzeichnis für die an Einzelheiten Interessierten anführen.

Die Neurodermitis ist nicht einfach eine lästige Hautkrankheit, sondern sie ist ein multifaktorelles Geschehen, eine Erkrankung des ganzen Menschen. Die Haut ist Spiegel der Seele und vielleicht nach dem Gehirn das wichtigste Organsystem. Sie »umhüllt uns vollkommen, ist«, wie Ashley Montagu (Körperkontakt, 1982) konstatiert, »das früheste und sensitivste unserer Organe und unser wirksamster Schutz«. Die blindtaube Schriftstellerin Helen Keller vermochte beispielsweise weitgehend über ihre trainierten Hautsinne Hören und Sehen zu ersetzen. Der amerikanische Lügendetektor mißt am Hautwiderstand Angst und Unsicherheit. Kinder ohne Hautkontakt verkümmern und hospitalisieren. Liebe, Zuneigung und Beziehungsfähigkeit realisieren wir von klein auf über unsere Haut. »Zause mich, lause mich, kraul mich auf dem Kopfe«, heißt es im Kinderlied, »liebe mich, lobe mich, streichle mir die Wange.« »Die Haut des Menschen ist das Größte der Schöpfung«, rühmt der Schweizer Schriftsteller Jürg Federspiel in seinem erotischen Haut-Roman »Geographie der Lust«: »Die Haut fühlt, empfängt, horcht, arbeitet, spricht, denkt, musiziert – ja, musiziert, spiegelt das Weltall, die Galaxien, die lebenden und vergangenen Götter, alles!«

Die Haut ist eine recht ungöttliche Schwachstelle des Neurodermitikers wie bei anderen Erkrankten z. B. das Herz oder der Magen. So gesehen ist die Neurodermitis keine Hautkrankheit.

Das kommt auch zum Ausdruck in ihrem Namen. »Neuron« heißt Nerv, »dermitis« Hautentzündung. Früher sprach man vom endogenen – von Innen kommenden – Ekzem. Man sagt auch: Atopische Dermatitis, Dermatitis constitutionalis.

Neurodermitis können Atopiker bekommen. Das sind Menschen, die überempfindlich reagieren, nicht nur über die Haut. Sie können auch Asthma oder Heuschnupfen bekommen oder alles zusammen haben oder dazwischen wechseln. Die Anlage dazu wird ererbt. Die Atopie selbst ist nicht beinflußbar, wohl aber ihre Auswirkung. Allgemein gilt die Neurodermitis als unheilbar. Es wird aber auch die Meinung vertreten, sie sei heilbar, da sie lediglich erworben sei. Denn werden nicht wenige Neurodermitiker »blank«, andere nicht? Richtig ist sicherlich, daß Neurodermitiker (so gut wie) erscheinungsfrei werden können, wenn die auslösende Ursache wie eine nicht verträgliche Nahrungsmittelzufuhr, äußere Reize oder Spannungszustände vermieden werden.

Die einen Mediziner sprechen von einer Stoffwechselkrankheit, die anderen von einer allergischen Erkrankung. Auffällig ist, daß bei vielen Neurodermiktikern – nicht allen – die IgE-Werte (Immoglobulin im Serum) erhöht und die Lymphknoten oft geschwollen sind. Das Immunsystem ist defekt. Das hat zur Folge, daß eine mangelnde Abwehrkraft gegen Viren (Herpes), Pilze (Candida), Staphylo- und Streptokokken (Haarfollikelentzündung) besteht.

Der Säure- und Fettschutzmantel ist vermindert, die Schweißsekretion und Talgbildung herabgesetzt. Der Neurodermitiker produziert häufig zu viel Histamin, was zu Juckreizen führt. Juckreiz ist die quälende Begleiterscheinung der Neurodermitis. Er kann zu regelrechten Juckreizkrisen führen, bei denen sich der Neurodermitiker zwanghaft blutig kratzt und seine Haut beschädigt. Nur so erfährt er, wenigstens vorübergehend, eine Linderung. Deshalb hat es auch keinen Sinn, das Kratzen zu verbieten, der Neurodermitiker kratzt dann heimlich. Wenn ein neurodermitiskrankes Kind das Kratzen läßt, sollte man es allerdings aus vollem Herzen loben!

Der Neurodermitiker ist ohnehin gestraft genug: Man sieht ihm an, daß er krank ist: Die Haut ist trocken, rauh, vergröbert (»Elefantenhaut«), schuppig, gerötet und fleckig. Sie kann geschwollen oder eingerissen sein oder nässen. Der Neurodermitiker ist zumindestens innerlich in Unruhe, reizbar, aus dem Gleichgewicht. Er kann schlecht schlafen. Er führt ein anstrengendes Leben!

Über die Störungen im Abwehrsystem des Körpers, die Regulationsstörungen im vegetativen Nervensystem, Klimafaktoren, psychologische und nervale Faktoren, Komplikation durch Bakterien, Viren und Pilze, allergische Begleiterkrankungen, Nickelekzeme und Hyposenbildung, versteckte Nahrungsmittelallergene, Neurodermitis und Berufswahl, Baubiologie, Kleidung, Neurodermitis und Haustiere, Sport, den Teufelskreis zwischen Kratzen und Ekzem, Ekzem und Kratzen, über die Persönlichkeitsstruktur des Neurodermitikers, das Problem der Eltern-Kind-Beziehung, Vererbung und Erwerb der Krankheit, hormonelle Einflüsse, gesunde Lebensführung usw. kann man inzwischen ganze Bibliotheken von Fachveröffentlichungen studieren. Wir verweisen u. a. auf das kleine kluge einführende Buch »Neurodermitis« des Schulmediziners Reinhard K. Achenbach. Der Herforder Dermatologe ist es auch, der dort das ewige Weh und Ach des Neurodermitikers plastisch schildert:

»Der ›schlafende Löwe‹ (die ererbte Neigung zur Neurodermitis), wird durch verschiedene Faktoren (sog. ›Provokations‹- oder ›Manifestationsfaktoren‹) geweckt. Diese Faktoren sind bei jedem Patienten andere. Sie können aber selbst bei demselben Patienten zu unterschiedlichen Jahreszeiten oder Bedingungen variieren. Der ›gereizte‹ Löwe zeigt dann mehr oder weniger stark ›seine Krallen‹. Einmal sieht man nur diskrete Einrisse am Ohrläppchenansatz, ein anderes Mal ist die Haut ekzematisiert. Der eine hat nur eine trockene, empfindliche Haut ohne Ekzemherde und verspürt gelegentlich Juckreiz beim Sport, hat aber sein Leben lang nie Hauterscheinungen. Der andere macht über Jahre hinweg einen Ekzemschub nach dem anderen durch, und die Hauterscheinungen breiten sich bei ihm über den ganzen Körper aus.«

Dr. Eugen Drewermann:

»Jeder hat seine Art von Aussatz«

Der Priester, Dozent und Psychotherapeut Dr. Eugen Drewermann gilt der katholischen Klerisei spätestens seit seiner kirchenkritischen Psychographie »Kleriker«, seinem neunhundertseitigen Best- und Longseller, als Rebell und Ketzer. Ich lerne Drewermann, als ich ihn für zwei Zeitschriften interviewe, als einen ebenso geistig überragenden wie sanften Mann kennen, der sich leidenschaftlich für eine Theologie des Glücks und das Recht auf liebendes Leben auch für Priester und Ordensfrauen engagiert. In seinem zweibändigen Fundamentalwerk »Das Markus-Evangelium« gibt der Paderborner Denker eine psychoanalytisch inspirierte, irdisch-tröstende Auslegung des Neuen Testaments als Ausbruch aus dem Getto menschlicher »Grundformen der Angst« (Riemann). Hier behandelt Drewermann in »Die Heilung des Aussätzigen« und dem im folgenden veröffentlichten Kapitel »Die Haut« auch die Psychodynamik des Neurodermitikers.

»Immer häufiger wenden sich Menschen in ihrer Not an mich«, antwortet uns Drewermann auf die Bitte um Abdruckerlaubnis, »aber aus der Ferne ist oft so schwer zu raten. Ich halte es für eine sehr gute und dringend notwendige Sache, über die oft so qualvoll verlaufende Krankheit Neurodermitis aus eigener Erfahrung zu berichten.« Danke, Eugen Drewermann!   *M. J.*

Die Haut

Ende der 50er Jahre erschien in Italien ein damals weitverbreiteter Kolportageroman des Schriftstellers (mit dem Künstlernamen) CURZIO MALAPARTE unter dem Titel: ›*Die Haut*‹ (la pelle). Der in allen Teilen bewußt widerlich bis zur Unerträglichkeit gehaltene Roman schildert die Vorgänge gegen Kriegsende 1944 beim Einmarsch der Amerikaner in Neapel. In ausufernden Bildern des Ekels analysiert er, wie der Mensch besiegt, erniedrigt, überrollt, prostituiert und ausgebeutet wird, bis nur noch ein Aspekt von ihm übrigbleibt: seine Haut. Die Haut, die jeder zu retten sucht, die Haut, die man zu Markte trägt, die Haut, die man jemandem über den Kopf zieht, die Haut, die man so teuer wie möglich zu verkaufen sucht – der Mensch als alte Haut, treue Haut, nackte Haut, verwundete Haut. Haut steht für Mensch. Tatsächlich ist die Haut mehr als die Oberfläche unseres Körpers.

Die erste und tiefste Verbindung zur Außenwelt, die Quelle der elementarsten und ursprünglichsten Gefühle von Lust und Schmerz, die grundlegende Brücke zur Realität bilden die Sinne der Haut. Krankheiten der Haut können entstehen, wie wir heute wissen, wenn Menschen die Wirklichkeit selbst als ständig angsteinflößend, ekelhaft und abstoßend erleben bzw. wenn jedes Gefühl der Zärtlichkeit, auf das unsere Haut so angenehm reagiert, in der Umgebung vermißt wird. »Ausschlag« stellt psychosomatisch eine Antwort auf mangelndes Angesprochen- und Gestreicheltwerden dar. Fehlt der notwendige menschliche Kontakt, so erkrankt das Organ unserer Haut, das zwischen uns und der Welt vermittelt. Zugleich ist es dann nicht mehr möglich, sich von der Umwelt abzugrenzen. Alles strömt schutzlos auf uns ein. Überempfindlich ziehen wir uns in uns selbst zurück. Die Bibel hat, weiß Gott, ganz recht, wenn sie den Aussatz in diesem Sinne als *eine Krankheit der Seele* beschreibt, als ein Chaos von Geistern, die man selber nicht gerufen hat, die von außen eingedrungen sind und deren Herrschaft man willenlos ausgeliefert ist.

So betrachtet, ist ein Stück weit jeder solch ein Aussätziger: ein Mensch, der sich scheu und voll Angst und Widerwillen gegen alle anderen sperrt, die ihm Furcht einflößen und eine unheimliche, drohende Gegenwelt für ihn verkörpern. Sehr eindringlich hat NELLY SACHS einmal das große Leid der Menschen ausgedrückt, die, von mimosenhafter Kränkbarkeit, sich immer mehr auf sich selbst zurückzuziehen gezwungen sind.

»Wir sind so wund, / daß wir zu sterben glauben, / wenn die Gasse uns ein böses Wort nachwirft. / Die Gasse weiß es nicht, / aber sie erträgt nicht eine solche Belastung; / nicht gewöhnt ist sie einen Vesuv der Schmerzen / auf ihr ausbrechen zu sehen. / Die Erinnerungen an Urzeiten sind ausgetilgt bei ihr, / seitdem das Licht künstlich wurde / und die Engel nur noch mit Vögeln und Blumen spielen / oder im Traum eines Kindes lächeln.«

Der Ausbruch eines Vesuvs der Schmerzen, eine Verwundung, die zu sterben glaubt bei einem bösen Wort – *das* ist der Hintergrund des Aussatzes, und in der Tat dürfte jeder mindestens im Ansatz diese Angst kennen: diese Blockierung des Kontaktes, diesen Rückzug auf das eigene Ich, diese Unmöglichkeit, sich abzugrenzen und zu schützen. Aber noch etwas anderes steckt in dem Erleben des Aussatzes: jeder, der wirklich körperlich darunter leidet, erlebt ihn wie einen sichtbaren Ausbruch der eigenen Verworfenheit, so als träten die eigenen Sünden und Laster für jeden sichtbar an die Oberfläche.

Scham, Angst und Ekel, meist schlecht unterdrückt, oft aber ganz unverhohlen geäußert, umkreisen einen solchen Menschen im Elend. Im Altertum war man sogar der Ansicht, der Aussatz sei ansteckend, und man schickte die Kranken daher hinaus vor die Stadt: wenn jemand in die Nähe kam, mußten sie schon von weitem vor sich warnen und mit einer Klapper den notwendigen Abstand markieren. Was für ein Bild für das, was wir so häufig tun: daß wir uns gezwungen fühlen, dem anderen auszuweichen; was für ein Spiegel unserer Neigung, uns selbst für etwas ganz und gar Verkommenes und Unanständiges zu halten, dem niemand zu nahe kommen sollte, als wenn wir wirklich die Krätze hätten; und was für ein Porträt dieses entwürdigenden Hangs, sich abzusondern und niemanden an sich heranzulassen! Die »Dämonie« des Aussatzes ist furchtbar. R. M. RILKE beschrieb sie in eindrucksvollen Worten in dem »*Lied des Aussätzigen*«:

»Sieh, ich bin einer, den alles verlassen hat. / Keiner weiß in der Stadt von mir, / Aussatz hat mich befallen. / Und ich schlage mein Klapperwerk, / klopfe mein trauriges Augenmerk / in die Ohren allen, / die nahe vorübergehn. / Und die es hölzern hören, sehn / erst gar nicht her, und was hier geschehn, / wollen sie nicht erfahren. //

Soweit der Klang meiner Klapper reicht / bin ich zu Hause; aber vielleicht / machst du meine Klapper so laut, / daß sich keiner in meine Ferne traut, / der mir jetzt aus der Nähe weicht. / So daß ich sehr lange gehen kann / ohne Mädchen, Frau oder Mann / oder Kind zu entdecken. // Tiere will ich nicht schrecken.«

Wem dieses Bild vor Augen steht, der weiß, was sich in dieser Wundergeschichte des Markus-Evangeliums abspielt, als der Kranke den Herrn kniefällig anfleht: »Wenn du willst, kannst du mich reinigen.« Hier ruft ein Mensch, völlig zusammengebrochen in seiner Not. Wohl ist dieser Mann an sich mißtrauisch allem gegenüber, aber diesem einen gegenüber wagt er es, seine Klage vorzutragen, lang hingestreckt auf der Erde, als sei er selbst eins mit dem Staub, eins mit der Wertlosigkeit und der Unansehnlichkeit der Erde, selber nichts als Dreck.

Es ist viel, dieses Gebet innerlich nachzusprechen: »Herr, wenn du willst, kannst du mich reinigen.« Jeder hat *seine* Art von Aussatz, seine besondere und besonders »wunde« Stelle und leidet darunter. »Herr, wenn du willst, kannst du mich reinigen.« Oft will der Herr nicht; und doch: wir dürfen darum flehen. Wie oft gibt es Augenblicke, in denen man sich selbst verwünschen und zerreißen möchte – sagen wir unsere Fehler dem Herrn: »Herr, wenn du willst, kannst du mich reinigen.« Es ist gewiß nicht nötig, daß wir uns selbst mißtrauen, wenn wir in unserer Not uns derart an den Herrn wenden. Er wird deshalb schon kein Wunschersatz, kein Bedürfnis- oder Ichmöchte-gern-lieber-Gott werden. Es bleibt vielmehr stets bei der Voraussetzung all unseres Bittens an Gott: »Wenn du willst...«

Doch dann erzählt Markus an dieser Stelle: »Da ergrimmte

Jesus und, die Hand ausstreckend, rührt er ihn an und spricht: Ich will, werde rein.« Die meisten Handschriften haben diesen Text abgeschwächt und schreiben statt »er ergrimmte«: »Ihn erfaßte Mitleid«; – aber »ergrimmte« ist gewiß ursprünglicher. Es ist für den Herrn, als wenn er auf eine ihm feindlich gesonnene Umwelt stieße, auf etwas, das seinen höchsten Unmut, seine Empörung, seine konzentrierte Leidenschaft hervorrufen müßte, um die feindlichen Mauern, die den Aussätzigen umgeben, niederzureißen. Es ist ein fast gewalttätiges Bild. Und doch steht daneben in schärfstem Kontrast ein ganz anderes Verhalten Jesu. Nicht das bloße Niederreißen heilt – es überwindet allenfalls die äußeren Widerstände. Wirklich heilend ist nur das Anrühren, die sanfte, neuanhebende, vorsichtige Form erster Kontaktaufnahme. Jesus setzt sich hinweg über die Furcht vor Ansteckung. Berührt zu werden von einer Hand, die heilt; menschliche Nähe, die die Ängste überwindet; Hände, die sich sanft auf die Wunden legen und sie schließen ... diese Hand des Herrn sollten wir uns vor Augen stellen: seine Hand, die er uns reicht und die alles gut werden läßt. Dabei hören wir auf das Wort, das er voller Macht, wie einen Befehl zu uns spricht: »Ich will, sei rein.« Und alles fällt wie Schuppen ab. Von *innen* her geheilt, fällt die Entstellung fort. Das Licht, der Wind, die Sonne berühren eine heile Haut. Neue und angenehme Eindrücke, Wahrnehmungen und Empfindungen lösen fortan die Schmerzen ab. Die Wirklichkeit, die Menschen – jetzt ist es wieder möglich, und jetzt ist es eine Freude, mit ihnen zu verkehren.

*»Ich glaube, daß die Krankheiten
Schlüssel sind, die uns gewisse
Tore öffnen können. Ich glaube, es
gibt gewisse Tore, die einzig
die Krankheit öffnen kann. Es gibt jedenfalls einen Gesundheitszustand,
der uns nicht erlaubt, alles zu
verstehen. Vielleicht erschließt
uns die Krankheit einige Wahrheiten;
ebenso verschließt uns die Gesundheit andere oder führt uns davon
weg, so daß wir uns nicht mehr darum
kümmern.«*

ANDRÉ GIDE

Was kann man tun?

*»Die größte Zahl der Menschen
stirbt keines natürlichen
Todes, sondern mordet sich
selbst durch eine verkehrte
Lebensweise.«*

SENECA

Schulmedizin

Bei einer leichten Neurodermitis können Ölbäder und eine gute Hautpflege ausreichen, wenn sich der Neurodermitiker wohl fühlt. Er sollte Wolle, Federn, Leder, Felle, Chlor, Gummi, Tierhaare, Hitze, Kälte und andere äußere Reizstoffe vermeiden. Was ihm nicht guttut, spürt der Neurodermitiker selber.

Bei wiederkehrenden Erscheinungen werden spezifische Cremes und Salben, zum Teil mit Teeranteil, sowie Ölbäder verschrieben. Die schonenden Präparate führt Sigrid Flade in ihrem Neurodermitis-Buch (siehe Literaturverzeichnis) auf. Oftmals wird der Neurodermitiker in eine Klimakur in das Hochgebirge oder an die See geschickt. Häufig hält der Effekt aber nicht an. Das gilt auch für einen Aufenthalt am Toten Meer.

Wenngleich die Schulmedizin heute mit Cortison vorsichtiger geworden ist, wird dieses früher als Allheilmittel gepriesene Produkt noch viel zuviel verwendet. Die schädliche Folge der chronischen Anwendung ist nämlich eine pergamentdünne Haut. Der Linderungseffekt läßt schließlich nach, der Juckreiz läßt sich nicht mehr unterdrücken. Es kann eine Cortison-Abhängigkeit entstehen. Und was dann?

Auch die Schulmedizin setzt heute nicht mehr ausschließlich auf die äußere Behandlung der Haut. Es ist unverkennbar, daß der Neurodermitiker Streß und seelische Belastungen über die Haut austrägt. Nach O. Braun-Falco sind »Patienten mit atopischem Ekzem ... oft asthenische (schlanke, schmächtige) Typen mit überdurchschnittlicher Intelligenz, Unsicherheit, Mutter-Kind-Konfliktsituationen, Frustration, Aggression oder unterdrückten Angstzuständen. Es ist allerdings die Frage, was primär und was sekundär ist, können doch die stark juckenden Hauterscheinungen auch die Persönlichkeit prägen.«

Allgemein empfohlen wird eine sportliche ausgeglichene Lebensweise, autogenes Training, Stärkung des Ichs. Solche allgemeinen Appelle reichen unseres Erachtens oft aber nicht aus.

Ernährung

Nero fragte Seneca: »Woher kommen die vielen Krankheiten?« »Herr«, antwortete der Philosoph, »zähle die Köche.« Einen wesentlichen Anteil an der Gesundung hat die Ernährungsumstellung, die von den Pionieren der unorthodoxen Neurodermitis-Behandlung seit einigen Jahren mit wachsendem Erfolg praktiziert wird und bereits in das Feld alternativer Heilmethoden gehört.

Generell kann heute als gesichert angesehen werden, daß die Nahrung ballastreich sein sollte. Wie groß der Anteil an Frischkost sein soll, ist individuell verschieden. Hier heißt es ausprobieren mit der Weglaß-Methode. Jeder ist sein eigener Experte. Viele Atopiker reagieren allergisch auf die verschiedenen Nahrungsmittel, besonders auf Eier, Milchprodukte. Ob Fleisch auf dem Speisezettel des Neurodermitikers stehen darf – wir meinen, nein –, darüber streiten sich die Experten. Und die Wurst auf dem Frühstücksbrötchen? »Nur ein Gott kann die Wurst essen«, warnte schon Jean Paul, »denn nur ein Gott weiß, was drin ist.«

Strikt verboten ist jedenfalls Schweinefleisch. Aber auch Zucker, Auszugsmehle, Kaffee, Tee, Alkohol, Nikotin. Wie in allen anderen Dingen des täglichen Lebens sollte der Neurodermitiker gerade beim Essen besonders achtsam mit sich umgehen und nicht fragwürdige »Sättigungsbeilagen«, wie es in der Gastronomie der Ex-DDR so schauerlich schön hieß, der gastrischen Zwischenlagerung zuführen.

Für den gesamten Bereich der schmackhaften Neurodermitiker-Küche gibt es wunderschöne Kochbücher – z. B. die lustmachenden Bücher von Barbara Rütting –, gut geschriebene Darstellungen und Vorschläge zum Herausfinden der individuellen Kost. Wir verweisen auf Bircher-Benner, Bruker, Gutjahr, das »Schwelmer Modell«, Stemmann, Flade, Hamm/Behr-Völtzer, Vogt/Schlieper, Autoren mit zum Teil unterschiedlicher, ja sogar kontroverser Orientierung. Auf die Suche machen muß sich jeder nun mal selber. Es lohnt sich!

»Laßt Nahrung eure Medizin sein«, riet Hippokrates, »und Medizin eure Nahrung.« 2000 Jahre später erinnert »Deutschlands Vollwertpapst« Dr. Max Otto Bruker in »Unsere Nahrung – unser Schicksal«: »In den natürlichen Lebensmitteln, wie sie die Natur uns bietet, sind die Vitalstoffe in einem harmonischen Verhältnis so enthalten, daß die Gesundheit garantiert ist. Das sehen wir zum Beispiel in ganz einfacher Weise an den im Freien lebenden Tieren. Sie haben keinerlei Möglichkeit, die Nahrung vor dem Fressen durch chemische oder physikalische Eingriffe in ihrem Gefüge grundsätzlich zu verändern. Ernährungsbedingte Zivilisationskrankheiten sind daher bei den im Freien lebenden Tieren nicht denkbar; sie kommen auch nicht vor.«

»Meine Erfahrung als Arzt hat mich gelehrt, daß die Ernährungsschädigung der unsichtbarste, aber gefährlichste unter allen Feinden der Menschheit ist. Deshalb verlangt mein ärztliches Gewissen von mir, daß ich diesen Feind bis zu meinem letzten Atemzug bekämpfe.«

MAX BIRCHER-BENNER

Alternative und Außenseiter-Methoden

Eine gewisse Skepsis gegen alternative und wissenschaftlich noch nicht anerkannte Außenseitermethoden ist sicherlich richtig. Aber was wäre die Medizin ohne die unermüdlichen Forscher, die nicht hinnehmen wollen, daß ihre Patienten lebenslang leiden.

Die Ernährungsumstellung muß oft flankiert werden durch Sanierung der Darmflora: Habe ich genügend Magensäure? Oder zuviel? Was ist mit den Darmbakterien? Habe ich etwa Hefepilze im Darm? Möglicherweise ist eine Symbioselenkung und Pilzbehandlung erforderlich, was Geduld erfordert. Wäre Heilfasten für mich förderlich?

Die körpereigenen Abwehrkräfte können durch eine Eigenblutbehandlung (intramuskuläres Einspritzen des eigenen Blutes in kleinen Dosen) gestärkt werden. Nach der Autohomologen Immuntherapie (AHIT) nach Dr. Kief wird eine größere Menge Blut entnommen, aufbereitet und in kleinen Mengen über eine längere Zeit wieder gespritzt. Dadurch wird das Immunsystem gestärkt.

Akupunktur, am besten mit Laser, eine UVA-A- oder -B-Licht-Therapie können lindernd wirken.

Viele Neurodermitiker haben Hilfe durch die Goldnerz-Cosmetic-Präparate gelb und weiß erfahren. Die gelbe Salbe, früher Nerzöl enthaltend, wird unter anderem aus Sonnenblumenöl hergestellt. Formaldehyd und Cortison sind nicht nachweisbar. Als Medikamente sind die Präparate nicht anerkannt (siehe dazu das Kapitel »Ein bißchen Recht«).

Die L-Peptide nach Prof. Gauri, aus Molke bestehend, zur Zeit wegen eines mangelnden Antragverfahrens beim Bundesgesundheitsamt ebenfalls noch nicht anerkannt, haben positive Wirkung gezeigt.

Die Zuführung von Fumar-Säure, einer Fruchtsäure, überwiegend bei Psoriasis verwendet, wird bei Neurodermitikern ausprobiert.

Diese und andere Alternativen beschreibt Sigrid Flade in ihrem Neurodermitis-Buch. Wertvoll ist ihr Hinweis auf die biologischen Putz- und Waschmittel von Conlei, die ein Muß für Neurodermitiker sind. Auch bei diesen Alternativen heißt es: Unter ärztlicher Aufsicht ausprobieren! Patentrezepte gibt es nicht.

»*Zwischen Arzt und Kranken besteht ein seltsames Geheimnis, ein Sich-Verstehen ohne Worte, eine Sympathie, die nicht zu greifen und zu erfassen ist. Wo dieses Sich-Verstehen fehlt, tut er wohl besser, dem Kranken offen zu sagen, daß er, er persönlich, nicht helfen kann. Das ist nicht grausam, sondern Pflicht. Es gibt genug Ärzte in der Welt, und ein jeder findet den Arzt, den er braucht.*«

GEORG GRODDECK

Psychotherapien

Allein bei der Reizvokabel »Psychotherapie« könnte der Neurodermitiker schon aus seiner malträtierten Haut fahren. »Ich bin doch kein Psychopath«, denkt er, »ich habe es nur an meiner verdammten Haut.« Zum Schaden fürchtet er nun auch noch den Spott seiner Umgebung. Nur Schwächlinge gehen zum »Seelenklempner«.

Dabei haben in der Bundesrepublik einige Zehntausende Neurodermitiker schon einen Schritt in diese Richtung getan: Wenn sie die erste Sitzung einer der Selbsthilfegruppen vor Ort besuchen. Denn was wird hier neben dem obligaten medizinischen Informationsaustausch anderes getan, als über die aufgekratzte Seele und was ihr guttut in einer geborgenen Atmosphäre zu reden? Wer mit anderen über seine Haut spricht, ist bereits aus der Einsamkeit seines Leidens gesprungen. Er zeigt sich in der Lage, über Intimes zu sprechen. »Die Haut«, schreibt Paul Valéry, »ist das Tiefste am Menschen.«

Psychotherapie in ihrer allgemeinen Form – der individuellen oder gruppengemeinsamen Beschäftigung mit den Ängsten, Defiziten, Sehnsüchten, Beschädigungen und Stärken – wie als professionelle Hilfestellung durch erfahrene Therapeuten ist jedem Neurodermitiker als Chance zu empfehlen, die Sprache der Haut als Hilfeschrei seiner Seele zu erlernen.

Welche Psychotherapie? Welche Therapeutin? Welcher Therapeut? Es gibt viele Wege nach Rom, und (fast) alle sind sie seligmachend. Ob jemand die strenge rationalisierte Klausur einer klassischen freudianischen Einzelanalyse braucht oder die Spiegelung, Konfrontation und wärmende Annahme der Gruppe, ob gleichgeschlechtlich oder gemischt, sprach- oder körperzentriert, ob bewegungsorientiert oder meditativ, psychodramatisch oder gestalttherapeutisch, das sollte er mit Geduld für sich herausfinden und selbstbewußt ausprobieren. Nach unserer Erfahrung neigen wir eher zur Körpertherapie, weil der Neurodermitiker in der Regel ein gestörtes Verhältnis zu seinem Körper hat. Wichtig ist: Er/sie setzt sich nicht auf den elektrischen Stuhl einer psychoanalytischen Fremdbestimmung durch professionelle Seelen(ver)führer, wie ihm die

Angst zunächst einreden will. Er/sie gönnt sich vielmehr mit der Seelenarbeit reinigende Schmerzen und aufwühlende Freuden, die zu den stärkendsten Eindrücken eines Lebens werden können und ihn leibseelisch nachreifen lassen.

Der Neurodermitiker hat es meist nicht gelernt, seine Spannungen, das, was ihn »juckt«, zu erkennen, vertrauensvoll und für andere kraftvoll wahrnehmbar auszudrücken – in der solidarischen Hilfestellung der Selbsthilfegruppe wie der analytisch-existentiellen Erfahrung jeder guten Therapie erfährt er, wie Christina Detig-Kohler es scharfsinnig formuliert, sein Bedürfnis nach Nähe zuzugeben und seine Angst davor zu überwinden. Die Haut ist die Außenwelt der Innenwelt, das sensible Ausdrucksorgan unserer ureigentlichen Gefühle und Verwiesenseins auf die Liebe anderer Menschen. Ihre Störung verlangt seelische Zuwendung.

Wo wir uns in der Haut nicht mehr wohl fühlen, muß sich unser Blick unter die Haut richten. Das gilt für die Partner erwachsener Neurodermitiker ebenso wie für die – hilflos zwischen »overprotection« und Wut schwankenden – Eltern ekzematischer Kinder. Psychotherapeutische Seelenarbeit ist keine Strafe, sondern eine Chance, eine Lebensschule für Mutige.

»Krankheit«, so hat Elisabeth Kübler-Ross uns notorischen Verdrängern einmal ins Stammbuch geschrieben, »muß nicht unbedingt von einem negativen Standpunkt aus bewertet werden, sondern kann manchmal ein wichtiger Zeitabschnitt im Leben eines Menschen sein – eine Zeit, in der man seelische Leiden heilen kann, eine Zeit, in der man neue, weniger zerstörerische Wege finden kann, und auch eine Zeit seelischen Reichtums.«

STUFEN

Wie jede Blüte welkt und jede Jugend
Dem Alter weicht, blüht jede Lebensstufe,
Blüht jede Weisheit auch und jede Tugend
Zu ihrer Zeit und darf nicht ewig dauern.
Es muß das Herz bei jedem Lebensrufe
Bereit zum Abschied sein und Neubeginne,
Um sich in Tapferkeit und ohne Trauern
In andre, neue Bindungen zu geben.
Und jedem Anfang wohnt ein Zauber inne,
Der uns beschützt und der uns hilft zu leben.

Wir sollen heiter Raum um Raum durchschreiten,
An keinem wie an einer Heimat hängen,
Der Weltgeist will nicht fesseln uns und engen,
Er will uns Stuf' um Stufe heben, weiten.
Kaum sind wir heimisch einem Lebenskreise
Und traulich eingewohnt, so droht Erschlaffen,
Nur wer bereit zu Aufbruch ist und Reise,
Mag lähmender Gewöhnung sich entraffen.
Es wird vielleicht auch noch die Todesstunde
Uns neuen Räumen jung entgegensenden,
Des Lebens Ruf an uns wird niemals enden . . .
Wohlan denn, Herz, nimm Abschied und gesunde!

HERMANN HESSE

*»Der Arzt ist, was die psycho-
somatische Medizin betrifft,
in kaum besserer Lage als der
›Laie‹, denn er bringt nach
den Jahren einer Erziehung
besonders starre Modellvor-
stellungen über die Verursachung
von Krankheiten mit.«*

ALEXANDER MITSCHERLICH

Was raten Ärzte und Therapeuten?

»Wo sind die neuen Ärzte der Seele?«

F. Nietzsche

Dr. Monika Nickell:

»Eigentlich schmieren wir ja bloß«

Frau Dr. Nickell hat mich jahrelang als Hautärztin begleitet, Cortison und Synacthen nur im Notfall verschrieben. Anregungen, daß ich mich um meine Psyche kümmern sollte, hat sie mir nicht gegeben. Jedenfalls kann ich mich nicht daran erinnern. Oder sollte ich das nicht gehört haben?

Sie hat alle meine Anstrengungen unterstützt. Hat mich krankgeschrieben, wenn ich nicht mehr konnte. Sie wußte, daß ich ihr nichts vormache. Dies täten Neurodermitiker nicht. Meine Kur in der Psychosomatischen Klinik Bad Herrenalb hat sie befürwortet. Auch mein Experiment mit der Goldnerz-Cosmetik. Ich danke Ihnen, Frau Dr. Nickell! K. J.

Was machen Sie bei Neurodermitis? Verschreiben Sie lediglich eine Salbe zum Schmieren?
Monika Nickell: Was ich zunächst wichtiger finde, ist die Aufklärung des Patienten – bzw. der Eltern eines neurodermitischen Kindes – über die Entstehungsmechanismen der Krankheit, soweit wir überhaupt etwas darüber wissen. Ich informiere den Patienten über die Erbanlage, die Trocknung, die Funktionsstörung, kurz über das gesamte Syndrom, mit dem der Patient nun für immer leben muß. Jeder Patient muß das Schwere akzeptieren lernen: »Für mich gelten besondere Bedingungen im Hautbereich. Ich muß mich mehr pflegen. Ich muß vorsichtig mit Reinigungsmitteln umgehen.«

Erst dann setzt die eigentliche Hautbehandlung ein. Sie orientiert sich am jeweiligen Hauttyp. Nicht jeder Kranke leidet etwa an einem trockenen Ekzem. Mancher hat Stellen an der Haut, die sind fast bläschenartig feucht. Es gibt Neurodermitiker, die kennen den Trockenheitszustand überhaupt nicht. Die können mit Fett nichts anfangen. Wenn Sie denen Fett applizieren, dann beginnt ihre Haut wahnsinnig zu jucken, zu »blühen«. Ein Sekret bildet sich heraus, das durch den künstlichen Deckel der Fettschicht nicht austreten kann. In diesem Fall kann der Dermatologe nur Lotionen, also etwas Flüssiges, Dünncremiges verordnen, damit die Haut beruhigt wird, ohne daß ein »Deckel« entsteht . . .

Wenn Sie bei einem Patienten Neurodermitis diagnostizieren, sagen Sie dann »Einmal Neurodermitiker, immer Neurodermitiker«?

Monika Nickell: Ja. Aber ich kann beim einmaligen Ansehen des Hautbildes nicht sagen, der Patient wird jedes Jahr dieses gleiche Ekzem haben. Aber die Erbanlage ist definitiv. Sie ändert sich nicht. Das Krankheitsbild modifiziert sich nur. Je nach Lebensumständen, psychologischen Bedingungen und allergologischem Umfeld taucht das Ekzem bald auf, bald verschwindet es wieder. Diesen Verlauf können wir kaum erklären. Da gibt es zum Beispiel Kleinkinder, die stark leiden. Dann erleben sie eine Phase bis zur Pubertät, in der klingt das Leiden ab. Sie vergessen ihr Ekzem, bis die Pubertät mit den hormonellen Einflüssen eintritt. Bei den meisten Jugendlichen wirkt sie hautstabilisierend, bei einigen führt sie zu fürchterlichen neurodermitischen Schüben. Wenn die Pubertät vorbei ist und sich das individuelle Hormon und Stoffwechselbild ausprägt, etwa ab dem zwanzigsten Lebensjahr, kommen die angelegt erblichen funktionellen Störungen wieder durch. Wir haben folglich die größten Hautstörungen in der Kleinkinderphase und ab dem zwanzigsten Lebensjahr.

Wie sind die Aussichten eines Neurodermitikers?

Monika Nickell: Man vermag bei akuten Schüben mit Cortison zu helfen. Das Gefährliche ist jedoch die Gewöhnung. Das schnellwirkende Cortison kann bei häufiger Anwendung unwirksam werden, weil der Körper in seiner Funktionsstörung sich darauf einstellt. Nach meiner Erfahrung kommt es auf das Wie der Cortisonbehandlung an. Manchen Patienten kann ich durch die richtige Applikationsform helfen. Wähle ich Cortison in einer Fettform, wo Fett nicht hinpaßt, dann liege ich katastrophal falsch. Gebe ich jedoch einer trockenen Haut Cortison in einer Fettform, dann leiste ich effektive Hilfe. Die Cortisonbehandlung in dieser spezifizierten Form darf ich jedoch nur als kurzfristige Intervention benützen. Ich muß unverzüglich eine Intervalltherapie ohne Cortison ansteuern, um den Gewöhnungseffekt gar nicht erst einreißen zu lassen. Die Intervalltherapie arbeitet mit wesentlich harmloseren Wirkstoffen, juckreizlindernden oder glättenden wie Harnstoff. Falls das wieder einmal nicht geht, dann greife ich kurzfristig zu einem Corticoid. Wenn diese ganzen äußerlichen Anwendungen keinen Erfolg bringen, lasse ich den Patienten zusätzlich ein Antihistaminicum schlucken, um ein bißchen den Juckreiz zu dämpfen. Fazit meiner ärztlichen Beobachtungen ist: Kein Hautbild unterliegt so sehr individuellen Einflüssen wie die Neurodermitis.

Eben das nährt den Verdacht, daß die Neurodermitis aus mehr Faktoren als lediglich Erbdispositionen und Umweltallergenen resultiert. Das Zusammenspiel und seelische Gefüge in Familie und Partnerschaft spielen eine ungeheure Rolle. Ob ein Neurodermitiker seine Krankheit erträgt oder nicht aushält, das entscheidet er nicht allein. Das entscheidet überwiegend sein Umfeld.

Stellen Sie in Ihrer Praxis eine gewisse Persönlichkeitsstruktur des Neurodermitikers fest?

Monika Nickell: Es sieht so aus, als ob nicht der seelisch Robuste Neurodermitis hat. Es mag allerdings auch umgekehrt so sein, daß die Neurodermitis einen Menschen im Lauf seines Leidens sehr sensibel macht. Wir wissen es nicht. Sicher ist, psychische Sensibilität und Hautfunktionsstörungen korrespondieren miteinander. Der Neurodermitiker ist gerade in seiner gesteigerten Empfindsamkeit vom Arzt gut ansprechbar. Er ist eher positiv eingestellt und macht aus der ärztlichen Beratung das Beste.

Welche Erfahrung haben Sie mit mir (Katharina) als Patientin gemacht? Sie kennen mich ja lange und wissen, daß es mir gutgeht...

Monika Nickell: Bei Ihnen bin ich eigentlich aus dem Staunen noch nicht herausgekommen. In einem Gespräch sagte ich Ihrem Mann einmal, daß ich in der Prognose ziemlich skeptisch bin. Ich freue mich außerordentlich, daß Ihre medizinische Außenseitermethode so gut geholfen hat. Ich habe nicht an die Langzeitwirkung Ihrer Methode geglaubt und bin auch heute noch eher mißtrauisch. Ihr Erfolg ist ein Phänomen. Ich glaube, man kann das auch nicht erklären. Bei anderen Patienten klappen ähnliche Therapien nicht. Woran liegt das? Wo liegen die wirklichen Faktoren? Das ist ein Rätsel. Ich kann nur hoffen, daß es Ihnen weiterhin so gutgeht. Daß Sie sich auf die Psychotherapie für die Seele und die Essensumstellung für den Körper eingelassen haben, daß Sie nicht rauchen und keinen Alkohol trinken, daß Sie Streß und Streit vermeiden, Meditation und Massage praktizieren, das alles zusammen brachte Ihnen wohl die stupende Besserung.

Alle sprechen vom Neurodermitiker, keiner von seinem – geplagten, ratlosen – Partner. Was raten Sie den Lebensgefährten von Neurodermitikern?

Monika Nickell: Die Partner bekomme ich nicht in meine Praxis. Das ist eigentlich schlimm. Denn ich bin überzeugt, daß der Partner gut fünfzig Prozent Anteil am Krankheitsgeschehen hat. Es ist ein generelles Übel der Schulmedizin, daß sie es in der Regel immer nur mit dem Patienten zu tun hat und nicht mit seinem Partner oder seiner Familie. Viele Neurodermitiker – also eher kontaktscheue, »autistische« Persönlichkeiten – wollen keinesfalls den Partner in das Krankheitsgespräch einbezogen wissen. Junge Neurodermitiker verstecken ihre Krankheit geradezu vor dem Partner. Sie haben Angst, ihn durch ihre unattraktive Diagnose abzuschrecken und zu verlieren – obwohl sie unendlich viel Zuneigung bräuchten. Schließlich sind wir Ärzte für diese psychologischen Fragen nicht eigens geschult. Eigentlich schmieren wir ja bloß. Wir Ärzte werden streng auf die Symptomatik hin ausgebildet. Eine volle Analyse der Krankheit vermögen wir nicht zu leisten. Worauf wir allerdings bauen können, das ist der riesige Erfahrungsschatz der Medizin über Generationen und Jahrhunderte hinweg. Natürlich hätten wir gerne die Neurodermitis aus den Parametern der Labormedizin erklärt, aber das geht einfach nicht. Wir können immer nur mit unseren Augen gucken und uns fragen: »Was haben wir schon einmal gesehen? Was hat bei so einem Zustand geholfen?«

»Körperliche Krankheiten stellen oft einen Versuch dar, eine seelische Verletzung auszugleichen, einen inneren Verlust zu reparieren oder einen unbewußten Konflikt zu lösen. Körperliches Leiden ist oft ein seelischer Selbstheilungsversuch.«

DIETER BECK

Prof. Dr. Ilse Rechenberger:

»Die Psychosomatik hat die Kollegen vielleicht beunruhigt«

Auf meiner Suche nach einer für mich geeigneten Psychotherapie stieß ich auf Frau Prof. Dr. Rechenberger, die als Hautärztin und Psychoanalytikerin an der Universitätshautklinik in Düsseldorf arbeitete. Immer überlastet. Sie hatte Zeit für mich nur unter der Bedingung, daß ich mich als Demonstrationsobjekt in ihrer Vorlesung für angehende Ärzte zur Verfügung stellte. Wenn's der Wahrheitsfindung dient, dachte ich. Und wenn ich damit einen Beitrag leiste, daß vernünftige Hautärzte ausgebildet werden. Bereitwillig antwortete ich auf alle Fragen. Fazit von Frau Prof. Rechenberger: Meine Aufgeschlossenheit für eine Therapie sei für eine Juristin erstaunlich (Au, das tut weh!). Und: Mir könne auf jeden Fall geholfen werden. Das hat mir natürlich Mut gemacht!

Inzwischen arbeitet Frau Rechenberger in der Psychosomatischen Abteilung der Universitäts-Frauenklinik. In unserem Gespräch wird deutlich, welchen Stellenwert ihre Arbeit in der Hautklinik hatte, auch wenn sie das sehr vorsichtig und sich immer wieder absichernd ausdrückt. Sie hat Spaß an uns. Zum Schluß sagt sie: »Bei Ihnen beiden beeindruckt mich sehr, daß Sie sich d'accord für diese Aufgabe einsetzen. Dahinter steht Ihre persönliche Erfahrung und Wissen um diese Dinge. Was Sie schreiben, ist echt. Das ist, was so wichtig ist und was anderen weiterhilft.« K. J.

Wurde die psychosomatische Arbeit an der Universitätshautklinik ernst genommen?

Ilse Rechenberger: Ich würde sagen, zu ernst. Sie hat die Kollegen vielleicht beunruhigt.

Haben Sie mit den Patienten richtige Therapie über einen längeren Zeitraum gemacht?
Ilse Rechenberger: Ja. Ich habe manchen Fall »hochfrequent«, das heißt ein- bis viermal in der Woche über Jahre als Psychoanalytikerin therapiert. Immer aber auch als Ärztin. Vergessen Sie nicht, ich bin in erster Linie Arzt aus Leidenschaft. Aber Analyse konnte ich nur für einzelne Patienten realisieren, weil ich damals wie heute viel zu sehr in die tägliche somatische Arbeit eingespannt bin. Ich versuche natürlich auch, in der ambulanten Tätigkeit Psychisches anzusprechen, eine Therapie anzuregen, mit einer minimalen Intervention eine neue Weichenstellung einzuleiten.

Aber ist das Problem in der Klinik überhaupt zu lösen? Es ist zeitlich für mich nicht zu schaffen. Allein am heutigen Tag hatte ich an der neuen Klinik zehn Frauen psychotherapeutisch zu versorgen und mußte heute bereits mehrere Patientinnen abweisen, die ambulante Termine wünschten. Das ist hier wie in der Hautklinik die gleiche zwingende Ökonomie der Zeit.

Müßten nicht viel mehr Psychosomatik-Stellen an den Kliniken eingerichtet werden?
Ilse Rechenberger: Ich könnte hier glatt drei Assistenten zusätzlich brauchen. Andererseits wecken Sie mit einem umfassenden Angebot an Therapeuten Bedürfnisse, die eigentlich ubiquitär, d. h. bei jedem Menschen vorhanden sind. So gesehen würde der Bedarf an psychotherapeutischer Anamnese, Analyse und Therapie uferlos.

Sie sind klassische Psychoanalytikerin. Heute sprechen sich ernsthafte Analytiker wie Tilmann Moser für körperzentrierte Therapie aus. Wie stehen Sie dazu?
Ilse Rechenberger: Meine Weltanschauung ist psychoanalytisch. »Handanlegen« ist in der klassischen Psychoanalyse aus wohlerwogenen Gründen tabu. Ich will aber nicht ausschließen, daß die Körperarbeit gelegentlich wichtig ist und im einen oder anderen Falle mehr bringt als der rein analytische Zugang. Mir persönlich ist die körperzentrierte Therapie fremd.

Läßt sich der Neurodermitiker seelisch einem gewissen psychophysischen Menschentypus zuordnen?
Ilse Rechenberger: Nein. Jeder Körper hat gewisse

Schwachstellen, an denen sich emotionale Belastungen zu Symptomen manifestieren. Aber man kann, meine ich, nicht sagen, Ekzematiker ähnelten sich grundsätzlich.

Bei mir (Katharina) und den Mitgliedern meiner Hautgruppe habe ich aber eine gewisse Ängstlichkeit festgestellt. Angst vor Zurückweisung; Angst, etwas falsch zu machen; Angst, nicht geliebt zu werden ...

Ilse Rechenberger: Unter diesen Ängsten leiden mehr oder weniger fast alle Menschen. Das ist nicht krankheitsspezifisch. Wenn solche Ängste und emotionale Dauerspannungen in der Therapie aufgelöst werden, eröffnet das die Chance, daß der Körper auf seine Symptome, wo auch immer sie sich zeigen, verzichten kann. Ich habe ein Unbehagen, in Krankheitsbilder psychologische Generalisierungen hineinzutragen. Die Art der Fragestellung dirigiert hierbei meist das diagnostische Resultat.

Ist die Arbeit, das Krankheitsgeschehen psychisch zu entschlüsseln, sehr kompliziert?

Ilse Rechenberger: Im Einzelfall ist das gar nicht so schwierig. Man muß als Analytiker sein Handwerk natürlich gelernt haben und es sicher beherrschen. Von einer Basis der professionellen Sicherheit aus kann man viele Patienten heilen, zumindestens aber erkennen, was vorliegt. Und dies auf wissenschaftlicher Basis, auch wenn es sich, vom Territorium der Naturwissenschaften aus betrachtet, nicht wissenschaftlich ausnehmen mag. Wir Analytiker können schon eine gewisse Bedeutung und Aussagekraft seelischer Prozesse behaupten.

Dazu gehört nicht zuletzt auch die Psychodynamik verborgener partnerschaftlicher Zusammenspiele, sogenannter Kollusionen. In meiner Praxis habe ich es zum Beispiel erlebt, daß ein Ehepaar mit starrer Rollenteilung – er der große Rationale, sie das emotionale Tränenseelchen – ihre Stunde der Wahrheit erfuhren: Im Verlauf eines aufwühlenden Gesprächs mit beiden begann der angeblich stoische Ehemann zum ersten Mal seit dreißig Jahren zu weinen. Er bekannte, er stecke voller Gefühle, und es habe ihn viel Kraft gekostet, ein Leben lang Emotionen und Tränen zu unterdrücken ...

Alles in allem bin ich mit dem, was ich mache, sehr zufrieden – auch wenn ich vielleicht nicht jeden Erfolg im Sinne naturwissenschaftlicher Verifikation belegen kann und auch wenn mir mancher hartnäckige Patient noch zu Hause im Kopf herumspukt. Ich bin überzeugt, die psychosomatische Medizin steht nicht mit leeren Händen da. Das Symptom ist grundsätzlich auch die Chance oder, mit Dieter Beck zu sprechen, Heilung geschieht durch Krankheit. Der Patient hat eine Chance, aus seiner Krankheit herauszufinden.

Welches ist bei Ihnen der Punkt, wo Sie bei einem Patienten das rein dermatologische Gebiet verlassen und auf das Gebiet des Psychischen übergehen?

Ilse Rechenberger: Das hängt in erster Linie vom Patienten ab. Ich behandle offen psychosomatisch, wenn ich spüre, er ist in der Lage, von der somatischen auf die seelische Ebene überzuwechseln. Das kann im ersten Gespräch erfolgen, das kann aber auch Jahre dauern. Zum anderen hängt es von meiner zeitlichen Kapazität ab wie auch von meiner emotionalen Aufnahmebereitschaft. Ich kann jedem Patienten, tautologisch gesprochen, nur soviel geben, wie ich aktuell geben kann. Außerdem ist in fast jeder Behandlung, bewußt oder unbewußt, offen oder verdeckt, mein ganzheitlicher psychosomatischer Ansatz involviert.

Gibt es etwas, was Sie jedem Neurodermitiker mit auf den Weg geben möchten?

Ilse Rechenberger: Ich möchte ganz allgemein, daß er spürt, was er vielleicht von der psychosomatischen Medizin annehmen und bekommen kann.

Schauen Sie in viel Elend?

Ilse Rechenberger: Jeden Tag gehen schwere Schicksale durch mein Sprechzimmer. Da es sich um Menschen und Gefühle handelt, gehen sie mir oft schwer unter die Haut.

Dr. med. Max Otto Bruker:

»Wenn ein Arzt von einer Allergie spricht, dann weiß er nicht, was der Patient hat.«

Den Namen Bruker kenne ich schon lange. Als ich meine frühere Schwiegermutter Stefanie in den sechziger Jahren in seine damalige Klinik Eben-Ezer nach Lemgo brachte, dachte ich liebevoll: »Sie ist mit ihrer Rohkost und Reformhauskauferei sowieso ein bißchen eigen. Wenn es ihr nur guttut!« Und es tat ihr gut. Nach dem Gespräch mit Dr. Bruker sagte sie: »Das ist ein lieber Mann. Ich fühle mich geborgen.« Neulich sprach ich sie auf ihn an. Obwohl sie heute verwirrt ist, leuchteten ihre Augen bei dem Namen Bruker auf. Wenn ich damals gewußt hätte, daß ich einst vollwertig nach Dr. Bruker essen würde! Dabei hatte ich die Neurodermitis schon damals!

Mit seinen 81 Jahren leitet Dr. Bruker die Gesellschaft für Gesundheitsberatung auf der Lahnhöhe in Lahnstein. Er plant, ein Gesundheitszentrum nach Plänen des Ökophilosophen Friedensreich Hundertwasser mit Grasdächern, Wasserrecyclinganlage baubiologisch zu gestalten. Auf der Lahnhöhe hält Dr. Bruker seine berühmten Patientenseminare ab, die immer überfüllt sind. Ein Erlebnis!

Dr. Bruker ist ein lebendiger, auf die Menschen zugehender Mann und Seelenheiler. Er spricht und schreibt für Laien verständlich. Die Gesamtauflage seiner Bücher ist längst über eine Million geklettert. Kein Wunder, daß seine bekanntesten Bücher »Unsere Nahrung, unser Schicksal« und »Lebensbedingte Krankheiten« seit Jahren Renner sind! K. J.

Sie schätzen die Krankheitsbegriffe »Neurodermitis« und »Allergie« wenig?

M. O. Bruker: Der vielverwandte Begriff Neurodermitis ist oft fragwürdig. Der Begriff »Dermitis« meint Entzündung. Tatsächlich handelt es sich bei vielen Ausschlägen nicht um Entzündungen, sondern um Stoffwechselstörungen. Auch der Wortteil »Neuro«, der auf eine nervale Komponente, das heißt eine Beteiligung des Nervensystems, abhebt, trifft für viele Ekzeme nicht zu. Was den Begriff »Allergie« angeht, steht es noch schlimmer: Hier wird statt der Ursache die hilflose ärztliche Nomenklatur herangezogen.

Das Problem ist doch, daß sich die Schulmedizin mit den Krankheitsursachen so gut wie gar nicht auseinandersetzt. Das ist die schockierendste Erkenntnis meines Lebens. Sie motiviert meine Arbeit seit mehr als einem halben Jahrhundert. Wenn es um die Krankheitsursachen geht, steht der hierfür nicht ausgebildete Arzt gewöhnlich vor einem Rätsel. Diese Lücke schließen die Mediziner angesichts des Phänomens der sich seuchenartig ausbreitenden Hautkrankheiten immer mehr mit dem inflationären Begriff der Allergie. Pointiert formuliert: Wenn ein Arzt von einer Allergie spricht, dann weiß er nicht, was der Patient hat.

Was bleibt dann von dem »Modebegriff« Allergie wissenschaftlich übrig?

M. O. Bruker: Der Begriff »Allergie« ist eher nichtssagend. Denn damit, daß ein Mensch anders reagiert als die Norm, als das Gros der übrigen Zeitgenossen, ist noch keine große Wahrheit verkündet. So gesehen könnte man jede Krankheit als allergisch auffassen. Denn wie könnten wir uns sonst erklären, daß der eine Mensch auf das Eindringen eines Erregers gar nicht reagiert, der andere krank wird, und daß jeder Kranke überdies unterschiedliche Krankheitserscheinungen aufweist. Die Schulmedizin verkündet dem Allergiker: »Du kannst nichts machen«. Oder: »Du hast eine Katzenhaarallergie. Schaff deine Katze ab.« Der trennt sich dann schweren Herzens von seiner Mieze – und bleibt hautkrank wie vorher. Dabei hat er schon viele Jahre mit ihr gelebt, ohne eine Allergie zu bekommen! Oder der sogenannte Hausstaub-Allergiker – wohnte er nicht, bevor er krank wurde, schon Jahrzehnte unbeschadet im Staub seiner Wohnung? Das ist alles, verzeihen Sie, Quatsch.

Warum bezeichnen wir jeden Hautausschlag gleich als Allergie? Wir kämen doch auch nicht auf die Idee, die Zahnkaries als Allergie auf Zuckerkonzentrate zu bezeichnen oder die Fettsucht als Allergie auf den Verzehr raffinierter Kohlenhydrate.
Welche Folge hat dieser Gebrauch des Wortes Allergie für die Betroffenen?
M. O. Bruker: Sie halten ihre »Allergie« für naturgegeben, für etwas, was ihrem Körper eigen ist und damit Unheilbares, mit dem sie leben müssen wie mit anderen Defiziten ihres Körpers. Der Kranke hält die Allergie oder die Neurodermitis, die lediglich ein Symptom ist, fälschlicherweise für die Ursache – und resigniert.
Symptom wofür?
M. O. Bruker: Hinter jeder allergischen Symptomatik steckt eine nicht erkannte Krankheitsursache. Wird sie erkannt und abgestellt, verschwindet die Krankheit. Alles andere ist Symptombehandlung, vorübergehende Symptomlinderung. Kardinale Ursache der meisten Hautkrankheiten ist eine Stoffwechselstörung, das heißt falsche Ernährung.
Wie wollen Sie das beweisen?
M. O. Bruker: Denken Sie an das Säuglingsekzem Milchschorf. Es ist hundertprozentig ein reines Ernährungsproblem. Solange das Kind gestillt wird, ist das Baby häufig ekzemfrei. Wenn die Mutter abstillt und das Kind mit Kuhmilch im Fläschchen zu ernähren beginnt, kriegt das Kind Schuppen auf dem Kopf, im schlimmsten Fall Ekzeme über den ganzen Körper. Der kindliche Organismus wird mit der Kuhmilch nicht fertig. Er versucht, durch Ausscheidung über die Haut einen Ausgleich zu schaffen. Die Milch besteht aus Fett, Eiweiß, Kohlenhydraten, Vitaminen und Mineralstoffen. Derjenige Anteil, mit dem der Organismus nicht fertig wird, ist das artfremde Eiweiß der Kuhmilch. Als Arzt verordne ich: Kuhmilch weg! – und der Milchschorf verschwindet ebenso schnell, wie er aufgetreten ist. Beim Kind zeigt das Hautekzem am deutlichsten jene Ernährungsstörung, die später dem Erwachsenen so schwer begreifbar zu machen ist. Allerdings wirken bei einem Erwachsenen oder Jugendlichen auch andere, vor allem psychische Faktoren zusätzlich in die Krankheitsentstehung ein.

Insgesamt schätze ich, gestützt auf meine lange klinische Praxis, den Anteil der Ernährungsstörungen an Hautkrankheiten auf über neunzig Prozent.
Und die vererbte Veranlagung?
M. O. Bruker: Hinzu kommt natürlich auch die genetische Disposition des Kranken. Nicht jeder fängt sich die gleiche Krankheit ein. Ich würde es so verallgemeinern: Daß der Mensch krank wird, hat bestimmte Ursachen, ernährungsbedingte, gegebenenfalls umweltverursachte und psychologisch-lebensbedingte. Ob er die Krankheit am Magen, auf der Haut, über das Herz ausagiert, das ist eine Frage seiner vererbten, wie wir Mediziner sagen, hereditären »Schwachstelle« und Konstitution. Die frühere Bezeichnung »konstitutionelles Ekzem« für Neurodermitis sollte zum Ausdruck bringen, daß es Menschen mit bestimmten Anlagen, also Konstitutionen, sind, die zu solchen Ausschlägen neigen.
Allergien sind demnach, wie Sie in einem Ihrer sprichwörtlichen Buchtitel behaupten, grundsätzlich heilbar?
M. O. Bruker: Ich beschäftige mich in meinem ganzen Leben mit angeblich »unheilbaren Krankheiten«. Tatsächlich sind viele von ihnen heilbar.
Wenn die Haut bei einem schweren endogenen Ekzem stark geschädigt ist, gehen Sie da immer noch von einer Erholungschance der Haut durch Ernährungsumstellung aus?
M. O. Bruker: Es gibt kein Organ, das derart regenerationsfähig wie die Haut ist. Wenn Sie sich vier Wochen nicht waschen würden, dann müßten Sie anschließend einen »Schmutz« entfernen, der überwiegend aus abgestoßenen Hautschichten entsteht. Denn die Haut erneuert sich ständig. Wenn Sie die Ursachen beseitigen, heilt die Haut selbst nach langer Schädigung erstaunlich rasch. Bei einem langjährigen Cortison-Mißbrauch allerdings treten böse, irreparable Schäden des Hautbindegewebes auf. Die Haut ist dann schwer atopisch, degeneriert.
Sie bezeichnen, unter anderem in Ihrem legendären Long- und Bestseller »Unsere Nahrung – unser Schicksal«, die Ernährungsumstellung auf vitalstoffreiche Vollwertkost als das souveräne Heilmittel vieler »klassischer« Krankhei-

ten. Was würden Sie einem Neurodermitiker, der in Ihre Praxis kommt, zunächst raten?

M. O. Bruker: Der Neurodermitiskranke darf keine Auszugsmehlprodukte, keine Fabrikzuckerarten, durch Raffinationsmethoden gewonnene Öle und Fette, vor allem aber kein tierisches Eiweiß essen. Konkret sage ich dem Patienten: »Meiden Sie, vor allem in den ersten vier Wochen der Umstellung, ganz streng die tierischen Eiweiße, Milch, Quark, Käse, Eier, Wurst, Fisch und Fleisch. Nehmen Sie überwiegend unerhitzte pflanzliche Nahrung, also Frischkost, zu sich.« Die Linderung stellt sich erstaunlich rasch, oft schon nach einer Woche, ein. Die Erfahrung habe ich immer wieder bei Ekzematikern gemacht. Die Quintessenz lautet: Je höher der Frischkostanteil, desto größer der Behandlungserfolg. Oder, um es noch drastischer zu formulieren: Je schwerer die Neurodermitis ist, um so größer muß der Frischkostanteil der Nahrung sein.

Was tun, wenn der Partner des Patienten bei der Ernährungsumstellung nicht mitzieht und auf sein Eisbein partout nicht verzichten will?

M. O. Bruker: Das sagt mir manche Patientin: »Mein Mann wird das nie mitmachen!« Dann pflege ich zu antworten: »Lassen Sie doch Ihren Mann in Ruhe. Sorgen Sie für sich selbst!« Das ist ein individuelles psychologisches Problem. Oft erlebe ich aber auch, wie Partner und Kinder an der leichten vitalstoffreichen Vollwertkost im Lauf der Zeit Gefallen finden, die neue Küche mitmachen und sich über ihren guten Gesundheitszustand oder das Verschwinden chronischer Gewichtsprobleme freuen.

Manche Neurodermitiker meinen aber, mit der »Körner- und Salatfresserei« werde ihr Organismus unterernährt ...

M. O. Bruker: Das sind gußeisern festsitzende Vorurteile. Pflanzliches Eiweiß ist so vollwertig – und so schmackhaft – wie tierisches. Epidemiologische (krankheitsstatistische) Studien amerikanischer Forscher dokumentieren, daß die vornehmlich vegetarisch lebende chinesische Landbevölkerung im Vergleich zur extrem fleischorientierten US-Großstadtbevölkerung kaum an Zivilisationskrankheiten wie Haut- und Kreislaufstörungen, Krebs, Magen- und Gelenkerkrankungen leiden. In der Bundesrepublik wird heute achtmal soviel Fleisch gegessen wie vor neunzig Jahren. In meiner Kindheit haben wir Fleisch überhaupt nur am Sonntag gegessen. Im übrigen werden heute die Schweine und Kälber überwiegend chemisch gedopt – diese schädlichen Fremdstoffe muten wir bei jedem Schnitzel unserem armen, geschundenen Körper zu. Der Fabrikzucker wiederum ist ein süßer Todfeind unserer Arterien und Herzkranzgefäße. Wenn Sie aber zu einem Arzt mit einer Haut- oder Rheumakrankheit oder Bluthochdruck in die Sprechstunde kommen, dann erklärt er Ihnen in neun von zehn Fällen: »Das hat mit Ernährung nichts zu tun. Sie können alles essen.«

Sie diagnostizieren auch die Hautkrankheiten aus der Sicht des Ganzheitsmediziners. Was heißt das?

M. O. Bruker: Das ist die grundsätzliche Frage des ärztlichen Herangehens. Ich verstehe die Krankheit komplex, d. h. als ernährungsbedingte Zivilisationskrankheit, als möglicherweise umweltbedingte Folge und als lebensgeschichtliche Krisenerscheinung. Als ernährungsbedingte Zivilisationskrankheit gehört die Neurodermitis zu einem riesigen Feld »moderner« Körperschäden: Gebißverfall, Zahnkaries, Erkrankungen des Bewegungsapparates wie Arthrose und Arthritis, Wirbelsäulen- und Bandscheibenschäden; Stoffwechselkrankheiten wie Fettsucht, Zuckerkrankheit, Leberschäden, Gallen- und Nierensteine; Erkrankungen der Verdauungsorgane wie Stuhlverstopfung, Bauchspeicheldrüsen-, Dünn- und Dickdarmerkrankungen wie die Colitis ulcerosa; Gefäßerkrankungen wie Arteriosklerose, Herzinfarkt, Schlaganfall, Thrombosen; mangelnde Infektabwehr wie chronische Katarrhe, Nierenbecken- und Blasenentzündungen; gewisse organische Erkrankungen des Nervensystems; bis zu einem gewissen Grad auch der Krebs.

Daß die Hautkrankheiten in hohem Maß umweltbedingt sind, ist ein offenes Geheimnis. Millionen von Europäern leben in Regionen mit gefährlich hoher Luftverschmutzung. Das stellt ein Bericht der Weltgesundheitsorganisation WHO an die UNO-Wirtschaftskommission für Europa im Herbst 1990 fest: Hohe Ozon-Werte im Sommer, Winter-Smog in der kalten Jahreszeit und eine ständig hohe Luftverschmutzung durch gewal-

tige Schwefeldioxid-Emissionen sowie giftige Schwermetallverbindungen im Wasser lösen, einen alarmierenden Anstieg von Haut-, Lungen- und Atemwegerkrankungen aus. Das ist, meine ich, ein bitter ernstes politisch-soziales Problem; ebenso wie die erhöhte Krebssterblichkeit infolge Radioaktivität, nicht nur seit Tschernobyl. Deshalb habe ich schon gegen die Errichtung des ersten deutschen Atomkraftwerks Würgassen, mit einem Megaphon »bewaffnet«, demonstriert, als hierzulande noch kaum ein Demonstrant auf die Straße ging. Aber wie kritisierte doch Albert Einstein: »Es ist leichter, Atome zu zertrümmern als Vorurteile.« Dasselbe gilt auch für die Therapie lebensbedingter Krankheiten.
Auf welche Vorurteile stoßen Sie als Ganzheitsmediziner?
M. O. Bruker: Unwissen, Angst, falsche Scham. Nichts ist wohl schwerer für einen Kranken, als seine bedrängte Psyche, seine »kranke« Lebenssituation oder seine durch Kindheitserlebnisse traumatisierte innere Lebenseinstellung als die eigentliche Ursache seiner Leiden zu erkennen und zu ändern. Krankheiten sind oft »Kränkungen«. Sie sind Alarmsignale, Verweigerungen, Hilferufe und Zuflucht in einem.

Als erstes muß der Kranke lernen, daß Lebensverhältnisse, die er als Last empfindet, und Lebensschwierigkeiten, denen er sich auf die Dauer nicht gewachsen fühlt, Krankheiten erzeugen können. Zweitens muß der Kranke wissen, daß diese lebensbedingten Krankheiten echte Krankheiten sind, die sich grundsätzlich in nichts von anders bedingten Krankheiten zu unterscheiden brauchen. Drittens muß der Kranke zu der Erkenntnis geführt werden, daß seine Krankheit mit seiner Vergangenheit im Zusammenhang steht. Der chronisch Hautkranke muß mit Sicherheit lernen, in sich hineinzuschauen und sich Fragen zu stellen wie: Warum halte ich es in meiner Haut nicht aus? Warum möchte ich »aus der Haut springen«? Warum darf mir keiner »auf die Pelle« rücken? Warum geht mir alles »unter die Haut«? Warum habe ich eine »dünne Haut«? Warum bin ich eine »arme Haut«? Was »juckt mich«?
Also auch eine psychotherapeutische Erkundung und Hilfestellung?

M. O. Bruker: Ja. Ich spreche aber lieber von Lebensberatung als von Psychotherapie.
Warum?
M. O. Bruker: Ich erlebe es immer wieder, daß Patienten eine psychotherapeutische Behandlung strikt ablehnen, wenn sie ihnen unter dieser Bezeichnung angeraten wird. Sie fühlen sich nicht psychisch gestört, »bekloppt«. Sie wittern schnell eine Diskriminierung. Findet aber bei diesen Patienten eine Lebensberatung statt, so stößt dies auf wenig Widerstand, wenn sie auch praktisch nichts anderes darstellt als eine Psychotherapie. Natürlich bin ich auch Psychotherapeut, wenn ich mich mit dem Patienten über seine Lebenssituation, seine Partnerschaft, Beruf, Belastungen, Umfeld usw. unterhalte. Dann behandle ich nicht nur seine Seele, sondern den ganzen Menschen und sein Umfeld.
Und stoßen auf den »Sinn« der Krankheit ...
M. O. Bruker: Ja. Ich habe oft erlebt, daß Patienten die Krankheit »brauchen«, natürlich unbewußt, denn es gibt wohl kaum eine bewußte Flucht in die Krankheit. Es kann auch vorteilhaft sein, wenn eine Krankheit nicht heilt. Das zeigt das Beispiel des subalternen Beamten, der an Beklemmungen in der Herzgegend und Angstzuständen erkrankt. Wenn es die Krankheit fertigbringt, daß die Beförderung, die er als Überforderung empfindet, an ihm vorübergeht, hat sie ihren Zweck erreicht. Nicht selten sehe ich mich in meiner Praxis bei der Anamnese auch mit Partnerschaftskonflikten konfrontiert, die, anstatt gelöst zu werden, über Krankheiten – als Protest, Rückzug oder versteckter Hilferuf – ausgetragen werden. Fazit: Für die ernährungs-, umwelt- und lebensbedingten Krankheitsursachen müssen die Ärzte ausgebildet werden.

Wenn Sie so wollen, sind auch die falsche Ernährung, das übermäßige Trinken und das Rauchen lebensbedingt und psychologischer Natur. Hier ist mit Verboten gar nichts, mit Aufklärung und Erkenntnissen – fast – alles zu erreichen. Wer seine Eß- und Konsumgewohnheiten ändert, der hat ein Aha-Erlebnis und wird auch für Fragen des seelischen Umgangs mit sich und anderen sensibler und achtsamer. Helfen kann sich in erster Linie nur der Erkrankte selber.

Gesund leben im materiellen wie im geistigen Sinn stellt also die eigentliche Krankheitsvorbeugung dar...

M. O. Bruker: Ja. Weder das Somatische noch das Seelische bedingt die Krankheit. Alle Ursachen der Krankheiten kommen von außen und manifestieren sich dann über die Schauplätze des Seelischen und Körperlichen. Ich spreche lieber vom kranken Menschen als vom kranken Körper oder der kranken Seele. Bei jeder Krankheit ist der ganze Mensch krank. Was der Mensch erlebt, die Lebensprobleme, äußern sich in den Dysfunktionen seiner Organe. Nicht der Körper und die Seele sind an sich krank, sie werden durch Lebensumstände im weitesten Sinne krankgemacht.

Die Krankheit ist ein Appell...

M. O. Bruker (lacht): Und ob! Sie signalisiert zum Beispiel drastisch: »Wenn du nicht den Alkohol läßt, dann heilt deine Leber nicht.« In jeder Krankheit liegt mit anderen Worten ein tieferer Sinn verborgen. Sie warnt den Menschen: »Mein lieber Freund, irgend etwas stimmt nicht mit dir. Du machst etwas falsch. Du ernährst dich falsch. Du lebst unter falschen Lebensumständen. Deine Umwelt ist krank. Ich, Krankheit, bleibe so lange, bis ich es fertiggebracht habe, dich auf eine andere Lebensführung zu bringen.«

*»Wer trinkt ohne Durst,
wer ißt ohne Hunger,
stirbt desto junger.«*

MARTIN LUTHER

Mechthild Hellermann, »Schwelmer Modell«:

»Ohne die Eigeninitiative des Neurodermitikers läuft gar nichts«

In den lichten Räumen des »Schwelmer Modells« hängen Zeichnungen und Collagen von Svenja, 5, Christian, 6, Jessica, 5, Lucas, 6, »Was ich nicht essen darf«: Schokolade. Kiwi. Heidelbeeren. Zitrone. Kirsche. Palatschinken. Weintrauben. Bonbons. Bei jedem eine andere Liste.

Was der Haut und ihnen nicht bekommt und vieles mehr, können hier Kinder und Erwachsene im »Schwelmer Modell« lernen. Eine erstaunliche Einrichtung mit Ärzten, Psychologinnen, Ernährungsfachleuten. Solch ein Ambulatorium hat Modellcharakter, könnte es doch Vorbild sein für die vielen anderen Erkrankungen, an denen wir so leiden. Welche ist denn schon ausschließlich organisch bedingt?

Mechthild Hellermann, früher Lehrerin, vier Kinder, ist die »Mutter« des Schwelmer Modells. Oft Mutterersatz zu sein, ist nicht ganz ungefährlich. Doch das weiß die vitale und temperamentvolle Frau selbst am besten. K. J.

Frau Hellermann, was ist das »Schwelmer Modell«?
Mechthild Hellermann: Wir betrachten im Sinne von Professor Stemmann die Neurodermitis als eine Krankheit, die immunologisch, psychisch und nahrungsmittelallergisch bedingt ist. Aus diesen multifaktoriellen Ursachen ergeben sich für das »Schwelmer Modell« drei Schwerpunkte: Diät. Entspannung. Psychologische und pädagogische Beratung. Bei der Diät setzen wir auf eine möglichst allergenarme und basenreiche Kost. Dabei soll alles, was man zu sich nimmt, so vollwertig wie möglich sein. Es werden also im großen ganzen nur frisch gemahlene Mehle, gedünstetes oder rohes Gemüse, vollreifes süßes

Obst, selten einmal mageres Fleisch und wertvolle Fette verwendet. Gewürze sowie Kräuter sind verboten. Das bringen wir bereits Kindern bei.

Das Entspannungstraining betreiben wir während der gesamten Behandlungszeit kontinuierlich. Erwachsene und Kinder etwa ab dem Schulalter erlernen die Entspannungsmethode des autogenen Training selbst. Für kleinere Kinder erlernen deren Eltern diese Vorgehensweisen, um damit ihre eigene Entspannung auf ihre Kinder zu übertragen. Neurodermitiker sind gewohnt, ihre Spannungen über die Haut abzuagieren. Bei uns lernen sie, Spannungen selbständig abzubauen und sinnvoll mit ihnen umzugehen.

In der psychologischen und pädagogischen Beratung lernen die Patienten oder die Eltern Zusammenhänge zwischen Streßsituationen und Hautbefund, falsche Kommunikationsabläufe und Streßverarbeitungsmechanismen zu durchschauen und neue Lebensschritte auszuprobieren. Natürlich erhalten die Patienten eine regelmäßige medizinische Überwachung und die unerläßlichen Medikamente. Im Vordergrund unserer ganzheitlichen Behandlung steht jedoch die Anstrengung, nicht an den Symptomen herumzudoktern, sondern die Ursachen der Krankheit zu beseitigen.

Wie lange dauert die Behandlung?

Mechthild Hellermann: In der Regel zwölf Monate, und zwar in Gruppen von vier bis neun Patienten. Die ersten sechs Monate stellen die eigentliche Behandlungsphase dar mit Anamnese, ärztlicher Untersuchung, Diätanleitung, Entspannungstraining, wöchentlichen Gesprächskreisen mit Psychologin und Diätfachfrau, Kochkurs und Einzelberatung. Kleinere Kinder werden in Spielkreisen miteinander vertraut und von den Therapeuten in ihrem Verhalten beobachtet. Den größeren Kindern bieten wir einen wöchentlichen Gesprächskreis mit Entspannungstraining und therapeutischen Einzelberatungen.

Nach sechs bis acht Wochen der Ernährungsumstellung werten wir den Erfolg aus. Ist eine Individualdiät angebracht, setzen wir eine 14tägige Monodiät aus einer Getreidesorte oder Kartoffeln an. Daran schließt sich die vierwöchige Testphase an.

Was heißt das?
Mechthild Hellermann: Wir testen durch Provokation, also durch Essen und Trinken verschiedener Lebensmittel. Die Testergebnisse für jedes Lebensmittel werden an der Haut abgelesen. So ergibt sich für jeden Patienten eine Individualdiät, die er mindestens ein Vierteljahr einhält. Erst danach wird vorsichtig das Ernährungsprogramm im Rahmen der »Stemmann-Diät« ergänzt.
Was passiert im zweiten Halbjahr?
Mechthild Hellermann: Die zweiten sechs Monate stellen die Nachsorgephase dar. Wir beschränken die Zahl der Treffs und Veranstaltungen auf die Hälfte. Wir betonen stärker die psychologisch-pädagogischen Aspekte. Wir bereiten die Teilnehmer auf die spätere Angleichung an eine uneingeschränkte Vollwertkost vor.
Das setzt Eigeninitiative des Neurodermitikers voraus ...
Mechthild Hellermann: Ohne die läuft gar nichts. Wer seine Krankheit nicht mit eigenem Einsatz und eigener Anstrengung besiegen will, ist mit dem ganzheitlichen »Schwelmer Modell« nicht zu therapieren.
Wer zahlt die Kosten?
Mechthild Hellermann: Die Kosten der Behandlung werden von den gesetzlichen Krankenkassen voll getragen. Auch die Beihilfe und die bisher betroffenen Privatkassen haben das »Schwelmer Modell« finanziell zum vollen beziehungsweise zum halben Prozentsatz des jeweiligen Versicherungssatzes unterstützt.
Was spricht für ein ambulantes Therapiezentrum?
Mechthild Hellermann: Ich war letztes Jahr bei einem Hearing des Gesundheitsausschusses des Deutschen Bundestages, auf dem es um das Problem der Allergiebehandlung ging. Alle Wissenschaftler und Fachleute betonten dort, daß eine Allergietherapie immer eine Langzeittherapie sein muß, wenn sie erfolgreich sein soll. Bei einer stationären Kurzzeittherapie ist die Rückfallquote sehr hoch. Die ambulante Langzeittherapie vor Ort – darüber gab es Übereinstimmung – ist wirtschaftlich effektiver, weil sie sparsamer ist und keine Arbeitsausfälle entstehen. Sie ist aber auch humaner, weil der Betroffene nicht von

seiner Familie getrennt werden muß. Die Experten waren sich einig, daß die Einrichtung ambulanter Therapiezentren zu fördern ist. Das, was wir hier seit Anfang 1988, dank der Aufgeschlossenheit der Krankenkassen vor Ort, machen, stimmt mit der Erkenntnis des Bundestagshearing überein.

Wie kam es zum »Schwelmer Modell«?

Mechthild Hellermann: Das war kurios. Meine Tochter Frauke bekam Neurodermitis. Da ich Lehrerin in Schwelm war und also bekannt »wie ein bunter Hund«, verbreitete sich diese Nachricht wie ein Lauffeuer in der kleinen Stadt. Vor allem sprach sich herum, daß wir mit unserer Tochter einen erfolgreichen therapeutischen Weg, nämlich über Prof. Stemmann, gefunden hatten. Ich erhielt täglich Telefonanrufe. Jedesmal mußte ich Eltern kranker Kinder am Telefon von neuem die ganze Heilungsgeschichte erzählen. Das konnte ich schlecht abwimmeln, denn die meisten Eltern waren richtig verzweifelt. Aber es paßte mir zeitlich immer weniger in den Kram. Mit Beruf, Mann und vier Kindern hatte ich ohnehin mächtig viel Arbeit um die Ohren. Da sagte ich mir: »Da muß etwas geschehen. Die Nachfrage nach der Neurodermitistherapie ist so groß, daß ich sie nicht mehr allein und am Telefon bewältigen kann.« Also habe ich im September 1987 über die örtliche Presse einen Gesprächskreis für Neurodermitiker und ihre Angehörigen angeboten. Die erste Sitzung kam, und in den 20-Mann-Saal drängten sich über fünfzig Menschen! Selbst auf dem Bürgersteig an den geöffneten Fenstern standen noch Teilnehmer. So etwas hatte ich noch nie erlebt. An dem Abend beschlossen wir, uns alle vierzehn Tage zu treffen. Das – so dachte ich – kann ich arbeitsmäßig schaffen, denn zwischen den Terminen habe ich dann endlich Ruhe. Das war ein Riesenirrtum. Zum einen klingelte mein Telefon in Sachen Neurodermitis weiter, zum anderen hatte ich nach dem vierten Treffen 175 Adressen von interessierten Neurodermitikern und ihren Familien in der Hand! Jetzt bekam ich Panik. »Das kannst du allein überhaupt nicht bewältigen«, erkannte ich.

Was taten Sie dann?

Mechthild Hellermann: Ich schaute mich auf dem »Allergiker-Markt« um und fischte mir den Allergiker- und Asthmatikerbund heraus. »Ich kann was tun«, erklärte ich, »aber Ihr vom Bund müßt mir organisatorisch helfen.« Das taten sie. Im November 1987 gründeten wir den Ortsverband des Allergiker- und Asthmatikerbundes. Zur Gründungsveranstaltung kam Prof. Stemmann. Er hielt ein Referat zum Thema »Neurodermitis ist heilbar«. Nach diesem Vortrag kamen vier Eltern auf mich zu und sagten: »Wir können aus diesen und jenen Gründen nicht in die Klinik. Wir wollen die Heilung ambulant versuchen. Das muß doch, zum Kuckuck noch mal, möglich sein.«

Ich zuckte mit den Schultern und antwortete: »Da müßt ihr euren Arzt fragen. Wenn der sagt, das geht, dann geht das.« Sie gingen dann zum behandelnden Arzt. Der sagte: »Na ja, wenn die Frau Hellermann mitmacht, versuchen kann man alles, was hilft.« Dann kamen sie alle nach und nach wieder zu mir. Das war dann die Geburtsstunde des »Schwelmer Modells«. Im November 1987 haben wir mit der Therapie der ersten vier Kinder begonnen. Prof. Stemmann ist der Vater der ganzen Geschichte. Was wir hier begannen und heute noch machen, ist im Grunde nichts anderes als eine Übertragung des Stemmannschen Konzeptes auf die ambulante Situation und auf die Behandlung von Erwachsenen.

Der Gedanke der Ambulanz ist genial, sozusagen der Stein der Weisen. Aber wer waren »wir«?

Mechthild Hellermann: Das waren anfangs der Kinderarzt Dr. H.-J. Lehr und ich. Heute sind wir fünf bis sieben Mitarbeiter: zwei Psychologinnen, eine Verwaltungskraft, eine Sozialpädagogin und ich, zusätzlich stundenmäßig eine Internistin für die Erwachsenen und der Kinderarzt. Eine lose Verbindung besteht auch zu dem vorzüglichen Hagener Dermatologen Dr. Kingreen, der ähnlich wie Stemmann arbeitet. Insgesamt haben in den drei Jahren 150 Patienten das »Schwelmer Modell« durchlaufen.

Sie haben den Lehrerinnenberuf aufgegeben, um im »Schwelmer Modell« zu arbeiten. War die Berufsaufgabe nicht schwer?

Mechthild Hellermann: Und wie! Ich hing an meinem Beruf. 15 Jahre war ich Lehrerin gewesen. Ich litt. Innerhalb von drei Wochen wurde ich beurlaubt. Das war viel zu schnell für

mich. Umgekehrt forderte mich aber auch die neue Arbeit mächtig.
Wie lief das »Schwelmer Modell« dann an?
Mechthild Hellermann: In den ersten sechs Wochen der Laufzeit mit den ersten vier Patienten haben wir versucht, eine Modellform zu formulieren. Wir merkten bereits beim ersten Patienten, was therapeutisch gut und was schlecht war. Diese ersten Erfahrungen haben wir in die Formulierung des Modells hereingenommen. Bereits ab Januar 1988 nahmen wir Erwachsene als Patienten auf, und bereits im April 1988 hatten wir vier Patientengruppen. Die Entwicklung ging rasend schnell. Wir merkten rasch, daß das ehrenhalber nicht mehr zu machen war. Der Allergiker- und Asthmatikerbund hat für die mitarbeitende Psychologin und mich die Honorierung bei der Arbeitsgemeinschaft der RVO-Krankenkasse und dem Ortsausschuß der Ersatzkassen beantragt. Obwohl ich es für selbstverständlich hielt, daß die Arbeit für Kranke auch bezahlt wird, konnte ich mir einen Erfolg meiner Initiative kaum vorstellen. Doch das »Wunder« geschah: Nach einer Aussprache mit beiden Kassenorganisationen wurde das Projekt »Schwelmer Modell« problemlos genehmigt. Inzwischen haben wir einen Folgevertrag, in dem der neue Träger, die »Deutsche Stiftung für Psoriasis und Neurodermitisforschung«, anstelle des Allergikerbundes eingetragen ist. Das heißt aber auch: Alles ist vertragsgemäß so weit vorbereitet, daß das »Schwelmer Modell«, wenn es soweit ist, republikweit ausgedehnt werden kann.
Planen Sie das?
Mechthild Hellermann: Im Prinzip ja. Das »Schwelmer Modell« geht dann in eine Trägerschaft vor Ort über. Dann würden wir hier möglicherweise eine Ausbildungsstelle zusätzlich schaffen. Denn es gibt ja noch kein Berufsbild des Neurodermitiker-Beraters oder Allergiker-Beraters.
Wir sehen hier viele Mütter. Beziehen Sie auch die Männer in die Arbeit ein?
Mechthild Hellermann: Die Therapie, die wir hier machen, ist eine Ganzheitstherapie. Das heißt, daß ich nicht nur einen aus einem System therapieren kann. Die Krankheit ist systemisch, zu ihr gehört die ganze Familie. Es reicht nicht, der Mut-

ter die Ernährungs- und Kochumstellung zu erläutern. Die Erziehungsfragen, die Erziehungsstile muß ich mit beiden Partnern besprechen. Deshalb mahnen wir immer wieder die Väter an. Wir sagen deutlich, daß wir auch sie zum Gesprächskreis erwarten. Der Vater muß involviert sein, er muß etwas mit dem Heilungsprozeß zu tun haben. Ich habe früher bei Fragen nach unserem Wohlergehen immer geantwortet: »Frauke geht es gut, also geht es uns gut.« Das war so! Wenn es einem in der Familie schlechtgeht, dann kann es den anderen nicht gutgehen.

Das ist es, was wir unbedingt auch lernen müssen: Nicht immer nur über das kranke Kind oder den erwachsenen Patienten sprechen, sondern darüber nachdenken, wie die Eltern, der Partner, die Umgebung mit diesen Einschränkungen, Sorgen, Ängsten, enttäuschten Hoffnungen, Aggressionen, die die Krankheit auslöst, fertig werden. Als Frauke bei Prof. Stemmann in der Klinik lag und ich die ganze Woche bei ihr verbrachte, habe ich mich oft mit der Frage gequält, was passiert mit meinen drei anderen Kindern und meinem Mann, die durch meine konzentrierte Fürsorge für Frauke wochenlang auf mich verzichten müssen? Sechs Wochen lang sah ich meine Familie nur am Wochenende – da mußte ich kochen, putzen, backen und die vernachlässigten Kinder seelisch aufpäppeln. Keiner hat mich gefragt, wie ich das verkrafte. Im Vordergrund stand ja nur das kranke Kind. Ich wußte ja nicht einmal, wie ich mit all den Ernährungseinschränkungen noch für die ganze Familie lustvoll kochen sollte. Deshalb habe ich dann auch mein Ernährungs-Buch »Gut essen und leben mit Neurodermitis« im Selbstverlag herausgebracht.

Sie sind keine Lehrerin mehr und arbeiten doch mehr denn je?

Mechthild Hellermann (lacht): Ja! Aber die Arbeit ist noch spannender, interessanter und dankbarer als früher. Ich kann auch meine persönliche Art mehr einbringen. Ich bin sozusagen die Mutter des »Schwelmer Modells«.

Prof. Dr. Ernst August Stemmann:

»Die Neurodermitis ist keine eigentliche Hautkrankheit«

Der Saal ist fast immer überfüllt, wenn der Chefarzt der Städtischen Kinderklinik Gelsenkirchen-Buer einen Vortrag hält. »Neurodermitis ist heilbar«, behauptet Prof. Stemmann. Der bekannte Mediziner macht Kranken und Eltern neurodermitischer Kinder mit einer Kombinationstherapie aus vitalstoffreicher Vollwertkost und psychischer Stabilisierung wieder Mut. Die Wartezeit auf einen Platz in seiner Klinik ist lang. Stemmann, so empfinden wir im Gespräch, ist ein behutsamer, ebenso achtsam zuhörender wie seine Worte abwägender Mann mit reichem fachlichem und philosophischem Hintergrund. Altmodisch könnte man von einem »Seelenarzt« sprechen.   *M. J./K. J.*

Herr Prof. Stemmann, Sie haben einmal gesagt, »Ich habe früher nie begriffen, was die Neurodermitis eigentlich bedeutet«. Das ist ein erstaunlich offenes Wort. Wie sind Sie dann zu einem Pionier der Neurodermitistherapie geworden?

E. A. Stemmann: Das war ein langer Weg. Ich habe natürlich die konventionelle Ausbildung durchlaufen. Da galt die Neurodermitis als genetisch vererbt und deshalb unheilbar. Also habe ich als Leiter einer Abteilung in der Universitätskinderklinik Düsseldorf meine Mitarbeiter durch die Lande an die besten Kliniken geschickt. Sie kamen alle mit einem Zettel wieder. Auf diesem Zettel standen die besten Salbenverordnungen. Für jeden Pickel eine Supersalbe. Das war dann auch alles. Weiter zu denken erübrigte sich, denn wir verfuhren ja streng wissenschaftlich. Wir griffen ein in biologische Vorgänge der Haut, linderten das Symptom der »genetisch-unheilbaren« Krankheit und entließen die Patienten kurzfristig gebessert.

Eines Tages sah ich Patienten von einem Hamburger Heilpraktiker. Der konnte besser heilen als ich als Professor! Unglaublich! Da begann ich umzudenken. Das war eine enorme Herausforderung für mich. Ich fing an, mich mit Homöopathie zu befassen und hospitierte bei sachkundigen Freunden aus der homöopathischen Medizin. Ich machte mich bei dem Hamburger Heilpraktiker kundig und vergaß darüber auch nicht mein wissenschaftliches allergologisches Rüstzeug. Bald gelang es mir und meinen Mitarbeitern, durch den Provokationstest in der Ernährung belastende Faktoren zu eliminieren. Das war bereits ein Erfolg.

Die radikale Umstellung der Ernährung also?

E. A. Stemmann: Ja. Die Ernährung des Neurodermitikers soll, kurz gesagt und im Grundsätzlichen anlehnend an die Ernährungslehre Dr. Brukers, möglichst naturbelassen sein. Kuhmilch- und Hühnereiweiß, Fruchtsäuren sowie raffinierter Zukker sind streng zu meiden. Die Kost besteht vorwiegend aus Gemüsen und Salaten. Diese werden größtenteils roh gegessen. An die Stelle von Auszugsweizen treten frisch geschrotete Vollkornmehle, verarbeitet in Form von Vollkornnudeln und Vollkornbrot. Höchstens ein- bis zweimal pro Woche darf tierisches Eiweiß, meist in Form von Rindfleisch, gegessen werden.

Sie betonen jedoch zugleich das Seelische ...

E. A. Stemmann: Der entscheidende Durchbruch kam über die Psyche, und zwar über Grundsatzarbeiten seit 1981 über das Gebiet der Psychoneuroimmunologie. Das bedeutet: Gedanken, Empfindungen verändern über Hormone Nervenimpulse; Veränderungen im vegetativen Nervensystem die Immunvorgänge. Den Weg sind wir dann gegangen und haben die Homöopathie verlassen. Wir haben gesagt: Das alles kann der Mensch letztlich allein. Wenn wir dem Patienten die Sprache seines Immunsystems beibringen, ihm zeigen, mit seinem vegetativen Nervensystem umzugehen und die Phänomene zu verstehen, die bei seinen chronischen Erkrankungen in immer wiederkehrenden Regelkreisen auftreten, dann hat er die Chance, gesund zu werden. Wir Ärzte zeigen dem Patienten

nur, wie er es machen muß. Den Weg geht er selbst. Wenn *er* klarkommt, erntet er Gesundheit, nicht ich.
Sie wollen den Patienten selbständig machen?
E. A. Stemmann: Absolut. Der Patient wird völlig selbständig und unabhängig von uns Ärzten. Das erleichtert dem Patienten und uns das Leben.
Die Patienten sind nicht mehr so hilflos wie früher?
E. A. Stemmann: In der Tat. Ihre Depressivität ist weg. Natürlich können wir dieses therapeutische Ideal nicht immer durchsetzen. In der Neurodermitis spielen individuelle Ängste, aber auch die persönlichen Umstände eine große Rolle. Nicht jeder Mensch hat günstige Lebensbedingungen im sozialen Bereich und im psychischen Ambiente. Am günstigsten sind zum Beispiel neurodermitiskranke Kinder, die Eltern haben, die klar im Kopf sind und die Chancen ihres Kindes energisch wahren. Chronische Krankheiten sind manchmal ja auch der Weg, um kritische Lebenssituationen zu neutralisieren.
Was heißt das?
E. A. Stemmann: Ein Kind wird zum Beispiel krank, weil sich die Eltern scheiden lassen. Dann behandeln wir in dieser Phase nicht das Kind. Wir würden zwar das Ekzem vordergründig heilen können. Aber das Kind würde ja von der Grundursache her belastet und verletzt bleiben und sich eine andere Krankheit suchen.
Sind Eltern schockiert, wenn sie ihren Anteil an der kindlichen Erkrankung erfahren?
E. A. Stemmann: Wir orientieren nicht in diese Richtung, weil die Eltern schon genug Schuld und schlechtes Gewissen haben. Wir wissen doch alle, immer wenn uns ein Kind krank wird, übernehmen wir automatisch Schuld an der Krankheit. Wir fragen: »Was habe ich falsch gemacht?« Oder wir sagen: »Es wäre besser, ich hätte die Krankheit, und mein Kind wäre gesund.« Schuldvorwürfe lehnen wir ab, auch wenn die psychologischen Schulen darauf insistieren. Wenn Eltern sich trennen, ist das schließlich kein Spaß, und die Erwachsenen leiden schwer genug an der familiären Katastrophe. Das gilt auch für die sogenannte Vererbung der Allergien. Geht man von der hereditären, vererbten Allergiebereitschaft aus, setzt man die je-

weilige Mutter oder den jeweiligen »verdächtigen« Vater schon wieder der Schuld aus. Er oder sie hat also das ganze Elend mit dem Jucken und Kratzen vererbt. Wie soll er da noch sein Kind frei erziehen? Wir möchten überhaupt die Eltern entlasten und den verhängnisvollen Regelkreis zwischen ihnen und dem Kind beenden.

Was für einen Regelkreis?

E. A. Stemmann: Kinder, die, sobald sie zu kratzen anfangen, nachts etwas zu trinken erhalten oder mit in das Bett der Eltern genommen werden, wird die Schlafstörung systematisch einprogrammiert. Hinter dem nächtlichen Kratzen verbirgt sich der Wunsch des Neurodermitikers, nachts versorgt zu sein. Sofort, nachdem das Fläschchen gereicht worden ist oder das Kind ins Bett der Eltern geholt wird, verschwindet der Juckreiz. Wenn die Kinder ständig zu trinken verlangen, wird der Schlaf der Mutter oder des Vaters fortwährend unterbrochen. Das zehrt derart an den Kräften, daß die Eltern auf Dauer zwangsläufig ungewollt aggressiv oder ablehnend reagieren. Sie kommen nämlich an das Ende ihrer Kräfte. Weil sie den Vorwurf des Kindes fürchten, »Du liebst mich nicht«, raffen sie sich selbstquälerisch immer wieder zu diesen nächtlichen Torturen auf. Das schaffen sie auf die Dauer nicht. Das haben nicht einmal meine Frau und ich geschafft, obwohl wir Profis sind. Wie sollen es dann »Amateure« leisten? In dem Kind werden dadurch andererseits in diesem Regelkreis von schlechtem elterlichem Gewissen, unterdrückter Aggression und kindlich-unbewußter Erpressung Spannungen aufgebaut, die die nächtlichen Schlafstörungen mit Kratzanfällen perpetuieren, verewigen.

Was raten Sie den Eltern?

E. A. Stemmann: Zunächst machen wir den Vorgang überhaupt transparent, weil die Eltern ihn nicht begreifen. Wir sagen ihnen: »Kratzt sich euer Kind nachts, so dürft ihr nicht nach ihm schauen, es ablenken, durch die Wohnung tragen, ihm das Fläschchen geben oder es in euer Bett nehmen. Sonst lernt euer Kind: ›Immer, wenn ich mich nachts kratze, kommen die Eltern und bemühen sich um mich.‹« Das ist eine große Herausforderung an die Eltern als Kontakpersonen.

Das geht an die Substanz. Wir helfen der Kontaktperson, indem wir sie und das Kind zu einem Schlaftraining bei uns einladen.
Was ist das?
E. A. Stemmann: Das Schlaftraining besteht aus mehreren Möglichkeiten, wie man Schlaf lernen kann. Zugrunde liegen im wesentlichen verhaltenstherapeutische Merkmale, durch Experimente abgesicherte Verhaltensweisen. Jedes Ekzem provoziert eine Programmierung, und zwar dann, wenn sich das Kind nachts im Schlaf unbewußt kratzt. Wenn es dann aufschreit und wach wird, kommt die Mutter, reibt es ein, streichelt es und gibt ihm das Fläschchen. Das Unterbewußtsein will hinterher die Belohnung haben. Es weckt die Kinder pünktlich plus minus eine Sekunde um die gleiche Uhrzeit durch Juckreiz im Schlaf. Genau hier intervenieren wir in der Klinik. Wenn das Kind schreit und wach wird, kommt bei uns die Schwester ans Bettchen. Dann sagt das Kind gewissermaßen: »Dich will ich gar nicht. Es ist besser, ich schlafe durch.« Denn es will keinen Fremden, sondern Mutter oder Vater. So wird das alte Verhaltensprogramm durch die negative Belohnung gelöscht. Die Mutter oder der Vater, die oder der im gleichen Klinikzimmer schläft, erhält von uns die Auflage, beim Schreien des Kindes nicht aufzustehen, gegebenenfalls sogar gegenüber dem Kind Schlaf zu simulieren.
Aber dazu muß man den Eltern das schlechte Gewissen nehmen...
E. A. Stemmann: Sie müssen sich die Erlaubnis zu dieser »Lieblosigkeit«, die in Wahrheit natürlich die richtige Fürsorge ist, geben. Das ist für viele erst einmal schockierend, denn wir selbst haben viele Jahre den Eltern eingeschärft, nachts aufzustehen und sich um ihr neurodermitisches Kind zu kümmern. Was bei der kurzfristigen Erkrankung goldrichtig ist, daß nämlich wir Eltern uns Tag und Nacht um das Kind sorgen, ist bei der chronischen Krankheit falsch. Das chronisch umsorgte Kind begreift unbewußt: Es lohnt sich, nur wegen der Zuwendung krank zu werden. Ich verdeutliche diesen zwanghaften neurotischen Zusammenhang gerne an einem drastischen Beispiel: Stellen Sie sich vor, ich wäre krank und läge im Bett.

Meine Frau brächte mir täglich drei Flaschen Champagner. Ich wäre doch bekloppt, wenn ich gesund würde!

Darf man als Partner einen Neurodermitiker sich kratzen lassen?

E. A. Stemmann: Kratzt sich der Neurodermitiker, so muß man ihn kratzen lassen. Zorn, Aggression der Umwelt wegen des Kratzens oder das Festhalten der Arme verstärken nur den Juckreiz. Das Zerstören der Haut läßt sich mindern, wenn die Fingernägel kurz geschnitten sind, zeitweilig Baumwollhandschuhe getragen werden oder ein Schutzverband angelegt wird.

Wie stießen Sie auf die psychischen Zusammenhänge zwischen Kratzen, Schuldgefühlen, Belohnung?

E. A. Stemmann: Einmal durch die meditative Besinnung, die uns diesen Teufelskreis erschloß. Zum anderen haben wir konkret mit den Eltern eines neurodermitischen Kindes drei Tage und drei Nächte zusammengelebt. Jedesmal, wenn die Kontaktperson nachts aufstand, stand ich auch auf. Am Ende kannte ich das Martyrium. Ich war völlig mit den Nerven fertig. Aber es kommt noch viel tragischer: Sobald die Kinder Jugendliche werden, haben zwar die Eltern ihr Leben für das Kind geopfert, aber das Kind wird die Eltern verlassen, weil seine inneren Zerstörungen nicht mehr aufgefangen werden können. Das ist das allerschlimmste. Die Eltern, die immer das Gute wollten, fügten dem Kind die innere Zerstörung zu.

Was wäre richtig gewesen?

E. A. Stemmann: Der Neurodermitiker ist ein Atopiker. Atopos heißt im Altgriechischen »nicht an seiner Stelle, sonderbar, ungereimt, wunderlich, verkehrt, widersinnig«. Atopie heißt: anders reagieren. Der Neurodermitiker reagiert anders, wesentlich empfindlicher als der normale Mensch. Er wird in der Regel gesund geboren und erkrankt erst im Laufe seines Lebens an der Neurodermitis. Deswegen ist die Neurodermitis unserer Auffassung nach auch grundsätzlich heilbar. Jeder Ekzematiker kennt das Phänomen, daß er zeitweilig ohne Beschwerden ist, wenn er seinen Urlaub zufrieden und harmonisch verbringt. Nach dem von uns vertretenen Konzept ist die Neurodermitis keine Erkrankung, deren Ursache letztendlich in der Haut begründet liegt. An der Haut werden nur Krankheitszeichen sichtbar. Die Ursache der Störung liegt tiefer. Sie betrifft den ganzen Menschen, die Persönlichkeit, das Wesen des Neurodermitikers. Unser Denken und Bemühen gilt folglich nicht so sehr der kranken Haut. Cortison ist an unserer Klinik ohnehin weitgehend verbannt. Der Denk- und Behandlungsansatz konzentriert sich vielmehr auf den Menschen. Schaffen wir es, ihn so zu beeinflussen und zu verändern, daß er wie der normale Mensch reagiert, heilt seine Neurodermitis aus. Nur wenn es gelingt, durch die Therapie den Neurodermitiker zu einem selbstsicheren, harmonischen Menschen zu ändern, der Spannungen problemlos meistert, das heißt nicht über die Haut austrägt, und der sich gesund und allergenfrei ernährt, ist die Neurodermitis zu heilen. Deswegen setzen wir auch auf die ambulante Therapie des »Schwelmer Modells« und die Selbsthilfegruppen. Der Neurodermitiker sollte sich einer Selbsthilfegruppe anschließen. Selbsthilfegruppen bemühen sich darum, daß aus dem uninformierten Patienten ein mündiger Mensch wird, der über seine Krankheit Bescheid weiß, der selbständig und selbstverantwortlich handelt und zur Vorsorge für die eigene Gesundheit fähig ist.

Sie stellen fest, der Neurodermitiker steht vor der Aufgabe, sich zu einer selbstbewußten, harmonischen Persönlichkeit zu entwickeln, im autogenen Training und in der Meditation zur Ruhe und Selbstfindung zu finden. Er muß sich angenommen und geliebt fühlen und eine bejahende, optimistische Lebenseinstellung entwickeln. Sind das nicht alles Postulate, die den Bereich der herkömmlichen Dermatologie weit überschreiten?

E. A. Stemmann: Ja. Denn es geht um das Menschliche. Da brauchen Sie als Arzt und Therapeut erhebliche Überzeugungskraft. Für uns ist dadurch der Beruf viel schwerer geworden. Wir sind nämlich auf einmal nicht mehr nur mit Ekzemen, sondern mit Nöten und Ängsten konfrontiert und müssen dafür die Verantwortung übernehmen. Im Gegensatz zum Gesunden gerät der Neurodermitiker bereits durch den normalen Alltag ständig unter Spannung, und diese Spannung entlädt sich für ihn und seine Umgebung oft nicht erkennbar – über seine Haut in Form neurodermitischer Krankheitserscheinungen. Noch einmal: Die Neurodermitis ist, so paradox es klingen mag, keine Hautkrankheit im eigentlichen Sinne. Sie ist eine Erkrankung des Menschen in seiner Umwelt, bedingt durch überempfindliche Haut und hervorgerufen durch Unverträglichkeit von Nahrungsmitteln und Unvermögen, Spannungszustände richtig zu bewältigen.

Wir stehen darüber hinaus in einer Epoche des notwendigen Paradigmenwechsels. Was bedeutet das komplizierte Wort? Die konventionelle Therapie in der Medizin führt uns nicht mehr weiter. Sie beruht auf zwei Säulen, der Organmedizin auf der einen, der Psychotherapie auf der anderen Seite. Beide haben ungeheure Erfolge gebracht. In der Behandlung von Akutkrankheiten sind wir heute unschlagbar. Es ist unvorstellbar, was ich im Laufe meines Lebens als Arzt an Entwicklungen im Bereich der Akutmedizin gesehen habe. Das ist ein absoluter Traum. Dafür lohnt es sich, daß ich gelebt habe, daß ich das als Mediziner sehen durfte. Jetzt kommt neu hinzu die dritte Säule, die wir hier verkörpern, die Neubewertung und Behandlung chronischer Krankheiten. Da ist ein Teil Psychotherapie dabei, ferner Allergologie, Immunologie, Psychoneuroimmunologie und Organtherapie. Wir stehen vor folgender Fehlentwicklung: Die Ergebnisse, die wir im Akutbereich erzielt haben, die haben wir logisch auf die Therapie chronischer Krankheiten übertragen. Das funktioniert nicht. Denn wenn ich zum Beispiel akut unter einem Hautausschlag leide, etwa im kalten, trockenen Winter unter einem Backenekzem, dann appliziere ich eine Salbe, und das Ekzem verschwindet brav. Diese erfolgreiche Behandlung wende ich folglich guten Gewissens an, wenn der Patient öfters ein Ekzem hat. Plötzlich klappt es jedoch nicht mehr, das Ekzem kommt immer wieder. Das führt doch zu der Idee, daß hier mit hoher Wahrscheinlichkeit der Körper, nachdem das Symptom neutralisiert ist, seine körpereigene Abwehr nicht mehr aufzubauen in der Lage ist. Fazit: Die chronische Krankheit ist etwas grundsätzlich anderes als die akute Krankheit. Sie stellt uns vor völlig neue methodologische Probleme. Wir sind hier eines der wenigen Krankenhäuser, ich wage zu sagen, in der Welt, das heute seine Assistenten im Rahmen der Ausbildung die Therapie von chronischen Krankheiten mit völlig neuartigen Strategien vermittelt.

Sind chronische Krankheiten für unsere Zeit typisch?
E. A. Stemmann: Ich meine, daß chronische Erkrankungen generell leichter in Zeiten auftreten, in denen es uns gutgeht. Das ist eine Frage der Immunstimulierung. In brenzligen Zeiten muß das Immunsystem aufpassen, daß wir nicht krank werden, sonst sind wir verloren. Es ist kein Geheimnis, daß es im Zweiten Weltkrieg viel weniger Hautkrankheiten gab. Wir haben heute einen anderen Zugang zu chronischen Krankheiten durch unsere Arbeiten aus der Psychoneuroimmunologie. Sie wird noch in diesem Jahrhundert die Medizin revolutionieren. Sie besagt: Psychische Gedanken wirken auf Immunveränderung. Wir versuchen, wie ich schon andeutete, unseren Patienten die Sprache des Immunsystems beizubringen.

Das Substrat des Ekzems in der Haut ist die Entzündung. Jetzt kann ich natürlich die Entzündung angehen, indem ich einen feuchten Lappen herummache, oder ich kann Cortison schmieren, oder ich lehre den Patienten, wie er mittels seines körpereigenen Immunsystems am besten mit der chronischen Entzündung fertig wird.

Gilt das nur für Hautkrankheiten?
E. A. Stemmann: Nein. Die generelle Annahme, daß das Immunsystem autonom funktioniert, stimmt nicht. Es ist weit mehr abhängig von zentralen Regulationen, vom zentralen Nervensystem, als wir bislang vermuteten. Das gilt u. a. auch für Krankheiten wie Krebs oder das riesige Feld der rheumatischen Gelenkerkrankungen. Die Grunderkenntnisse liegen vor. Wir müssen nur noch lernen, sie im einzelnen umzusetzen. Das wird zu einer dramatischen Wende der Therapie führen. Denn wir können unser Immunsystem real durch Gedanken und Empfindungen beeinflussen, über autogenes Training und die – ich möchte das Wort wagen – spirituelle Stärkung der inneren Harmonie des Erkrankten.

Was können Sie davon bereits praktisch realisieren?
E. A. Stemmann: Natürlich können wir mit unserem antitraditionellen Ansatz nicht jeden Menschen erreichen. Viele sind unerreichbar oder, genauer gesagt, noch nicht erreichbar. Wir müssen doch das Gesundheitsbewußtsein insgesamt verändern. Ein Mensch, der jahrelang gehört hat, er kann sich nur

mit Medikamenten behelfen, der soll über Nacht anfangen, für sich selbst Verantwortung zu übernehmen! Den Menschen steht eine ungleich ernstere, existentielle Begegnung mit der Krankheit bevor als je zuvor. Bislang fungierte doch die Medizin wie eine Autowerkstatt als Reparaturwerkstatt für defekte Organe.

Wir lehren in unserer 14tägigen Ausbildung der Kinder und der Eltern jeden Tag das autogene Training. Außerdem spricht der Psychologe im Gruppengespräch mit den Eltern. Der Neuaufbruch muß jedoch vom Patienten und seiner Selbsterfahrung aus erfolgen. Wir gehen nie zum Patienten, der Patient muß zu uns kommen. Wir missionieren nicht. Wir haben gelernt zu warten. Wir nehmen den Patienten sehr, sehr ernst. Wir wollen ihn nicht vordergründig symptomatisch heilen, sondern ganzheitlich gesund machen. Trifft der Patient die Dinge, die für ihn wichtig sind, verschwindet das Ekzem wie weggeblasen. Trifft er die Ursachen nicht, dann bleibt der Hauptbefund, oder die innere Not sucht sich ein anderes Krankheitsbild. Dann sagen wir dem Patienten: »Du hast es noch nicht geschafft. Du mußt dir selbst Gedanken machen.«

Eine Art kopernikanischer Wende der Medizin?

E. A. Stemmann (lächelt): Das Nachdenken selbst über so eine alltägliche Massenkrankheit wie die Neurodermitis führt uns, wenn Sie so wollen, ins Grundsätzlich-Planetarische. Denn diese neue Achtsamkeit für die eigene leibseelische Gesundheit korrespondiert, so meinen wir, auch mit der universellen Verantwortung für unseren bedrohten schönen blauen Planeten. Die Zahl der Menschen wächst, die diese Zusammenhänge begreifen und tiefe Sehnsucht nach einer heilen Binnen- und Außenwelt empfinden.

Dr. Christina Detig-Kohler:

»Bedürfnis nach Nähe – und zugleich Angst davor«

Dr. Christina Detig-Kohler ist Diplom-Psychologin, niedergelassen in Frankfurt. Ausbildung im Sigmund-Freud-Institut zur Analytikerin. In ihrer programmatischen Studie »Hautkrank: Unberührbarkeit aus Abwehr?« kommt die klinische Psychologin und Psychotherapeutin zu dem Schluß: »Die Haut ist geradezu prädestiniert, von innen kommende Empfindungen symbolisch auszudrücken.«

Christina Detig-Kohler hat den Arbeitskreis Psychosomatische Dermatologie an der Universitätshautklinik Marburg mitbegründet und ist dessen stellvertretende Vorsitzende. Als sie im Oktober 1990 in einem Gespräch mit der Zeitschrift »Psychologie heute« über ihre Erfahrungen mit einem psychoanalytisch orientierten Beratungsangebot von fünf Stunden für Hautkranke berichtet, ahnt sie noch nicht, welche Lawine sie damit lostritt: Der Arbeitskreis wird mit Anfragen überschüttet. So reagiert sie auf unsere Bitte um ein Gespräch denn auch mit produktiver Verzweiflung: »Nicht in den nächsten Monaten. Ich bin mit Arbeit voll bis oben. Da haben wir ein Faß aufgemacht.« Mit freundlicher Genehmigung Christina Detig-Kohlers sowie der kundig fragenden »Psychologie heute«-Redakteurin Ursula Nuber drucken wir im folgenden das außergewöhnliche Interview über die »Sprache der Haut« ab.   *M. J.*

Nach neuesten Zahlen des Neurodermitiker-Bundes nehmen Neurodermitis wie auch andere allergische Hautkrankheiten bei Kindern und Säuglingen dramatisch zu. Ist dieses Phänomen ausschließlich auf Umwelteinflüsse zurückzuführen?

Christina Detig-Kohler: Umweltbelastungen, vor allem im sozialen Kontakt, sind sicher ein ganz bedeutender Faktor. Ich habe mich aufgrund meiner Ausbildung darauf spezialisiert, die psychodynamischen Prozesse, also die Dynamik, die sich in einem Menschen oder im Rahmen einer Beziehung abspielt, zu beobachten, um darüber auf bestimmte zugrundeliegende Muster schließen zu können, die möglicherweise die Krankheit *mit* verursachen. Ich gehe von der Hypothese aus, daß Kinder schon ganz früh über und mit dem Organ Haut, also der Grenze zwischen sich selbst und der Umwelt, reagieren. Wenn wir berücksichtigen, daß Mütter vielfach doppelt und dreifach belastet sind, die Kinder mit verschiedenen Bezugspersonen und -gruppen aufwachsen, dann kann man sich vorstellen, daß die durch soziale Bedingungen veränderte Mutter-Kind-Beziehung zumindest dazu beiträgt, daß Kinder Berührungsbedürfnisse (einen Menschen ganz für sich zu haben, sich gehalten zu fühlen und so weiter) über die Haut äußern. Denn die Haut ist auch ein Ausdrucksorgan, sie kann etwas symbolisch ausdrücken, worunter das Kind, oft später auch der Erwachsene, leidet, zum Beispiel den mangelnden Körperkontakt. Obwohl wir mittlerweile wissen, daß seelische Faktoren eine große Rolle bei Hautkrankheiten spielen, wird über diese psychodynamischen Zusammenhänge leider bislang noch zu wenig geforscht und gesprochen.

Was eigentlich erstaunlich ist, denn in unserer Alltagssprache wissen wir durchaus über die Zusammenhänge zwischen Psyche und Haut: Wir sagen, es geht uns etwas unter die Haut, wir seien dünnhäutig ... Ist dieses Alltagswissen von den Experten vernachlässigt worden?

Christina Detig-Kohler: Das kann man so nicht sagen. Es hängt sicher damit zusammen, daß sich mehrere Fachdisziplinen mit der erkrankten Haut befassen, die Dermatologie mit ihren Spezialdisziplinen und daneben auch die Psychosomatik, wiederum mit ihren verschiedenen Ausrichtungen. Dazu kommt, daß Menschen, die Hautkrankheiten haben, im psychotherapeutischen Kontakt eher schwer zugänglich sind. Möglicherweise ist auch deshalb das Wissen, vor allem, was die psychischen Zusammenhänge betrifft, so gering. Ich habe selbst erlebt, wie schwierig es war, für meine Studie mit Hautkrankheiten einen Supervisor zu finden. Also jemanden, der bereit war, meine Arbeit mit Hautkrankheiten zu begleiten und die Dynamik der Arzt-Patient-Beziehung zu verstehen. Das Klischee des unberührbaren psychosomatisch erkrankten Patienten scheint doch weit verbreitet zu sein. Dabei ist die Psychosomatik das Gebiet, das sich überhaupt mit derartigen Störungen beschäftigt. Die therapeutische Arbeit selbst ist dann aber oft sehr mühsam und erfordert eine hohe innere Bereitschaft des Therapeuten, sich auf diesen schwierigen inneren Prozeß einzulassen.

Liegt das nicht auch daran, daß Hautkranke immer noch sehr selten zu einem psychosomatisch denkenden Arzt vordringen, sondern meist mit rein medizinischen Methoden behandelt werden? Die Mehrzahl der Patienten wird doch ausschließlich vom Dermatologen behandelt, und der sieht sich nur die Oberfläche, die kaputte Haut, an.

Christina Detig-Kohler: Das ist leider immer noch ein Problem. Obwohl ich doch auch bei vielen Medizinern inzwischen schon sehr viel mehr Aufgeschlossenheit vorfinde. Mittlerweile haben auch ärztliche Kollegen erkannt, daß in vielen Fällen die medikamentöse Therapie allein nicht weiterhilft. Man muß nicht gleich jeden Patienten zum Psychologen schicken, es kann für den Kranken schon hilfreich sein, wenn der Arzt den Familienhintergrund berücksichtigt oder danach fragt, in welcher Lebenssituation sich der Patient befindet und ob es hier einen Zusammenhang mit der Hautkrankheit geben könnte. Daß diese Sichtweise allerdings noch nicht an der Tagesordnung ist, merke ich auch daran, daß viele Patienten berichten, noch nie nach diesen Dingen gefragt worden zu sein. Manche dieser Patienten haben Schlimmes mitgemacht: Sie sind oft zwölf oder vierzehn Jahre in Behandlung, laufen von einem Dermatologen zum anderen – und sind verzweifelt, weil nichts hilft. Wobei ich nicht sagen will, daß jedem Patienten die Psychotherapie helfen kann. Auch hier wird es darauf ankommen, was ein Patient erwartet und wie er sich auf die therapeutische Beziehung einlassen kann. Ich habe in meiner Untersuchung versucht, darzustellen, wie schwer es für manche Patienten war, sich auf ein solches Arbeitsbündnis einzustellen, und daß einige Patienten mit dieser selbstbestimmenden therapeutischen Arbeitsform nicht zurechtkamen.

Ich möchte noch mal darauf zurückkommen, daß Sie sagten, Hautpatienten seien »schwer angehbar« für Psychotherapie. Was heißt das konkret? Was unterscheidet Hautkranke von anderen psychosomatischen Menschen?

Christina Detig-Kohler: Das liegt meines Erachtens an dem psychodynamischen Hintergrund, von dem ich bei diesen Erkrankungen ausgehe. Stellen Sie sich einen Menschen vor, der an Schuppenflechte (Psoriasis) leidet und sich zeitweise immer wieder von diesen Flechten überzogen fühlt wie von einem Panzer. Und dann hören Sie vom Patienten: »Mein Schuppenpanzer schützt mich!« Da wird deutlich, daß die Schuppenflechte nicht nur eine körperliche Attacke ist, sondern auch als Schutz erlebt wird.

Oder bei einem Neurodermitiker: Ich vergesse nie das Gefühl, als ich zum ersten Mal eine Frau mit einer schweren Neurodermitis begrüßte. Als ich ihre Hand berührte, empfand ich das Gefühl, als berührte ich eine Hand aus Leder. Das war keine weiche Haut mehr, und ich fragte mich, ob ich mit meiner Reaktion im Kontakt mit der Patientin etwas Wichtiges von ihrem Innern verstanden hatte. Die Reaktionen und Gefühle auf das, was der Patient uns anbietet, bezeichnen wir im therapeutischen Kontext als das Übertragungs-/Gegenübertragungsgeschehen. Ich habe später in meiner Arbeit mit den Hautkranken häufig festgestellt, daß diese Menschen ihre Berührungsängste bereits in der ersten Sekunde der Begegnung zum Ausdruck bringen. Manche sind zum Beispiel vor meiner hingereichten Hand zurückgeschreckt und haben mir entweder nur zögerlich die Hand gegeben oder dies erst nach zwei- oder dreimaligem Treffen getan. Viele solcher äußeren »Vorsichtsmaßnahmen«, auf die man normalerweise gar nicht weiter achtet, zeigen sich aber im Kontakt mit Hautkranken. Ich denke, daß sich bereits in diesen sichtbaren Verhaltensweisen ein Stück der Beziehungsängste von Hautkranken abbildet.

Ist diese Beziehungsproblematik der Hauptgrund dafür, daß diese Patienten therapeutisch so schwer zugänglich sind?

Christina Detig-Kohler: Sie sprechen einen Kreislauf an, der meines Erachtens nur sehr schwer zu durchbrechen ist. Zum einen haben die Dermatologen das Problem, daß sie im Rahmen ihrer medizinischen Ausbildung nicht lernen, nach psychodynamischen Zusammenhängen zu fragen. Erst allmählich wird diese Sicht- und Arbeitsweise auch Gegenstand der medizinischen Ausbildung. Hinzu kommt die Angst mancher niedergelassener Mediziner um ihre Pfründe, was in manchen Fällen auch gegen eine Überweisung zum Psychologen oder ärztlichen, psychotherapeutisch arbeitenden Kollegen spricht. Der andere Punkt ist aber auch nicht zu unterschätzen, daß meiner Erfahrung nach Hautkranke tatsächlich distanziert und zurückweisend reagieren können, wenn sie auf mögliche seelische Zusammenhänge angesprochen werden. Die zwiespältige innere Seite ihrer Krankheit, ihre Ängste, aber auch Wünsche nach Nähe und Geborgenheit, diese Seite ist vielen Hautkranken überhaupt nicht bewußt. Was ihnen bewußt ist, ist das ständig wiederkehrende Symptom, unter dem sie leiden. So konzentrieren sie oft ihre gesamte Energie auf die Behandlung des Symptoms. Also genauso, wie es der Hautarzt macht, ohne nach möglichen seelischen Befindlichkeiten zu fragen.

Bei anderen psychosomatischen Erkrankungen, wie zum Beispiel Magenschmerzen, Asthma, akzeptieren inzwischen selbst die Erkrankten psychische Faktoren. Warum ist das gerade bei den Hauterkrankungen anders?

Christina Detig-Kohler: Das, was mittlerweile als psychischer Faktor durchgedrungen und akzeptiert ist, ist der Faktor Streß. Wenn die Patienten ins Erstgespräch kommen, dann ist Streß einer der Hauptgründe, der als Auslöser genannt wird. Doch dieses sozial mittlerweile sogar anerkannte Phänomen ist oftmals notwendig, um innere (unbewußte) Konflikte zu überwinden.

Da gibt es noch ein anderes eigenartiges Phänomen: Es geht um die Haut, ein anfaßbares, spürbares Organ, übrigens das allererste Organ des Menschen, das den Kontakt zu einem anderen Menschen überhaupt erst ermöglicht, und dann werden diese Patienten bei der Untersuchung so gut wie gar nicht angefaßt. Jeder andere Arzt, jedenfalls größtenteils, faßt den Patienten an. Da wird abgehört, abgeklopft, abgetastet. Beim Hautkranken genügt aber oft schon die Blickdiagnose. Ich habe den Eindruck, daß sich in dieser Interaktion etwas abbildet. Das äußere Leiden wird sicher gut vom Mediziner behandelt, aber wo bleibt der Patient mit seinem tieferliegenden Leiden, das ihm selbst nicht zugänglich ist? Vielleicht scheut man sich auch deshalb, genauer hinzugucken? Das, was ich in der Arbeit und den Therapien mit Hautkranken erlebt habe, war zum großen Teil auch schwer auszuhalten. Die Zwiespältigkeit ihres Beziehungsangebotes ist zunächst unbegreiflich. Man hat das Gefühl, der Patient hat Vertrauen gefaßt, er zeigt ein enormes Bedürfnis und eine Sehnsucht nach Nähe, und gleichzeitig signalisiert er: Komme mir nur nicht zu nahe! Diese gegensätzlichen Botschaften habe ich am Anfang meiner Arbeit überhaupt nicht verstanden. Mittlerweile bin ich aber überzeugt, daß beides zusammengehört: ein Bedürfnis nach Nähe und zugleich eine große Angst davor.

Haben Sie in Ihrer Arbeit herausgefunden, wo die Wurzeln dieser Ambivalenz liegen, ob es im Lebenslauf immer wieder Erlebnisse gibt, die zu dieser Beziehungsproblematik führen?

Christina Detig-Kohler: Ich kann nur sagen, wo ich die Störung theoretisch einordnen würde. Nach meinen Erfahrungen handelt es sich vorwiegend um Separations-Individuations-Konflikte, die ich immer wieder beobachten konnte. Ich konnte massive Ängste vor Trennungen feststellen: Entweder sich von jemandem trennen zu müssen oder Ängste, die mit Bindungen verknüpft sind, weshalb erst gar keine Beziehung mit jemand anderem eingegangen wird. Dieser Aspekt von Trennung spielt nach meinem Empfinden eine sehr große Rolle. Darüber hinaus hatten einige dieser Menschen in ihrem Leben wirklich schlimme reale Trennungen durchlebt. Es ist anzunehmen, daß als eine der Hauptursachen für die Erkrankung eine nicht vollständig gelöste symbiotische Beziehung zum Primärobjekt – meist der Mutter – betrachtet werden muß. Der unbewußte Wunsch nach Wiederholung dieser Symbiose und dessen gleichzeitige Abwehr spiegelt sich dann in den aktuellen Beziehungen und auch in der therapeutischen Situation wider. Und genau das kommt in diesen ambivalenten Signalen, die ich in der Therapie wahrnehmen konnte, zum Ausdruck.

Diese Ängste haben ihre Wurzel in einer sehr frühen Phase, der Separations-Individuationsphase. Etwa ab dem achtzehnten Lebensmonat, wenn das Kind anfängt, die ersten Schritte weg von der Mutter zu versuchen, beginnen die inneren Konflikte. Es hängt also für eine gesunde Autonomieentwicklung des Kindes, die die ersten zweieinhalb Jahre andauert, sehr viel davon ab, ob Lösungen gestattet und von den Eltern begleitet werden können. Da diese Erfahrungen zum Modell für die zukünftigen Individuationsschritte werden, liegt meines Erachtens hier eine Wurzel der Hauptschwierigkeiten von Hautkranken.

Hierzu möchte ich einen Aspekt, der bei einem hautkranken Säugling und seiner Mutter eine besondere Rolle spielt, kurz beleuchten. Mir ist das sehr klar geworden nach einem Vortrag, den die Psychoanalytikerin Nora Pines hielt. Sie schilderte sehr eindrucksvoll den inneren Prozeß einer Mutter, die sich aufopfernd um ihren neurodermitischen Säugling, der über und über mit Ekzemen bedeckt war, kümmerte. Nachdem aber ihre Aufopferungsbereitschaft und ihre Fürsorge keine heilende Wirkung zeigte, fühlte sich die Mutter narzißtisch gekränkt, und dies hatte wiederum Auswirkungen auf das Kind. Wenn wir es also psychoanalytisch betrachten, im Rahmen der Objekt-Beziehungslehre, als deren Hauptvertreterin Melanie Klein gilt, dann heißt das, Kind und Mutter können sich nicht »gut genug« sein. Neben der eigenen inneren Welt des Kindes, in der es sich mit seinen Wünschen, Ängsten und Aggressionen konfrontiert fühlt, leidet es auch am äußeren Symptom. Es zeigt seine Unzufriedenheit, und die Mutter ist unglücklich, denn sie hat ein krankes Kind, dem sie nicht helfen kann. Diesen unheilvollen Prozeß zu durchbrechen, das ist sehr schwer.

Es entsteht also eine Art Symbiose zwischen Mutter und Kind?

Christina Detig-Kohler: Ja, aber es ist eher eine kranke Symbiose, die durch erzwungene Abhängigkeit bedingt ist. Eine Symbiose entsteht immer zwischen Mutter und Kind, jeden-

falls bis zum fünften, sechsten Monat. Diese Symbiose kann aber durch das Aufeinanderangewiesensein über das Symptom sehr quälend und damit aggressiv besetzt werden.
Wie ist diese kranke Symbiose aufzulösen?
Christina Detig-Kohler: Es gibt verschiedene Therapieansätze, zum Beispiel kann man versuchen, wenn es sich um ein hautkrankes Kind handelt, die gesamte Familie in die Therapie mit einzubeziehen und die Familienstrukturen, also das Beziehungsgefüge, zum Gegenstand der therapeutischen Arbeit zu machen, was besonders für die Kinderstationen in Kliniken notwendig wäre. Übrigens, meine Erfahrung ist, daß die Eltern dieser Kinder für therapeutische Gespräche aufgeschlossen und sehr dankbar sind, weil sie sich mit der Problematik ihres kranken Kindes nicht mehr so allein gelassen fühlen. Ich denke aber, sofern es sich um einen erwachsenen Kranken handelt, daß diese über Jahrzehnte verinnerlichten Prozesse im günstigsten Fall mit Hilfe einer Übertragungsfigur bearbeitbar sind. Das heißt eben nicht mit den realen Objekten, also den realen Eltern oder früheren Bezugspersonen. Denn wenn die Bearbeitung mit den realen Bezugspersonen, meist eben der Mutter, erfolgen würde, wäre diese mit ihrer eigenen Psyche und Problematik beteiligt; was sicher zu einer Verstrickung führen würde und die verfestigten Strukturen weiter verhärten könnte.
Sie beschreiben das in Ihrem Buch »Hautkrank: Unberührbarkeit aus Abwehr?« am Beispiel einer Patientin. Sie schildern, daß Sie plötzlich wesentlich vorsichtiger und schonender als sonst sprachen, ich zitiere: ». . . dabei noch besonders leise und in einem beruhigenden Tonfall, fast auf jede Schwingung achtend. Ich hatte somit auf die extreme Verletzbarkeit der Patientin reagiert, indem ich eine Art Schonklima geschaffen hatte, das das empfindliche Gleichgewicht und dessen Brisanz der therapeutischen Arbeitsbeziehung zum Ausdruck brachte.« Ist das typisch für die Arbeit mit Hautpatienten?
Christina Detig-Kohler: Das ist mir nicht nur bei dieser beschriebenen Patientin so ergangen, sondern bei sehr vielen Hautpatienten. Besonders in der Anfangsphase der Gespräche. Das ist auch einer der Gründe, warum ich glaube, daß die

Hautkrankheit ihre Ursachen in der ganz frühen psychischen Entwicklung hat. Denn ich habe mich aus meinen Gegenübertragungsgefühlen heraus eben verhalten wie eine ganz frühe Mutter. Und auch bei den Themen, die die Patienten besonders in der Anfangsphase der Therapie anschnitten, ging es vor allem um die Angst vor Abhängigkeit, um das fehlende Vertrauen und immer wieder um die Befürchtungen, von mir bestimmt oder gar mißbraucht zu werden. Daneben nahmen die Patienten aber auch unbewußte Wünsche wahr, bis hin zu Verschmelzungswünschen, die ebenfalls mit Angst verbunden waren.

Sie haben als psychoanalytisch arbeitende Therapeutin den Hautpatienten ein sehr ungewöhnliches Angebot gemacht: Sie haben die Behandlung auf fünf Stunden begrenzt. Was ist in dieser kurzen Zeit bei so schwer zugänglichen Patienten, wie Sie ja selbst sagen, überhaupt möglich?

Christina Detig-Kohler: Ich habe den Eindruck gewonnen, daß dieses kurzfristige, überschaubare Angebot, das sozusagen eine verordnete Trennung beinhaltet, für diese Patienten eine gute Erfahrungsmöglichkeit ist. Denn sie haben ja gerade ungeheure Angst vor Nähe, aber gleichzeitig den großen Wunsch nach Beziehung. Durch das kurzzeitige Beratungsangebot hatten sie die Möglichkeit, etwas zu probieren, sich abgegrenzt auf etwas einzulassen, ohne daß die Ängste vor Überwältigung und Vereinnahmung allzu groß werden mußten. Im Sinne eines Probehandelns konnten die Patienten so in die Therapie hineinschnuppern, sie konnten Psychotherapie kennenlernen und überprüfen, ob sie damit etwas anfangen können und ob es ihnen nützen kann. Der Haken ist, daß man ein derartiges Angebot nur dann machen kann, wenn man die Patienten, die sich für eine Therapie entschließen, auch an geeignete Ärzte und Therapeuten weiterverweisen kann. Ich denke aber, daß Hautpatienten, die einen großen Wunsch nach Nähe, aber auch eine große Angst davor haben, mit einem derartigen Beratungsangebot etwas riskieren können, was ihnen hilft, sich für oder gegen eine längerfristige therapeutische Arbeit zu entscheiden.

Dr. Walther H. Lechler:

»Gesund ist, wer noch krank werden kann«

Dr. Walther Lechler leitete die Psychosomatische Klinik Bad Herrenalb. Ihr Konzept wird weitergeführt durch die psychosomatischen Kliniken Wolfsried in Stiefenhofen, in Grönenbach und die Sierra-Garmisch-Klinik in Garmisch-Partenkirchen. In Herrenalb war ich 1985 für zehn Wochen. Ein Glück für mich. Denn das war der Beginn, mich aus meiner Versteinerung zu befreien und schließlich den Schuppenpanzer abzustreifen. Wunde und gesundete Seelen treffen sich heute zu Austausch und Besinnung bei Walther Lechler im Förderkreis für Ganzheitsmedizin in Bad Herrenalb. K. J.

Walther, du hast in Frankreich bei den größten Kapazitäten der Dermatologie, Prof. Degos, Prof. Guogerot, Dr. Civatte, Dr. Alexandre Carteaud eine Ausbildung erhalten. Was sagt dir eine kranke Haut?

Walther Lechler: Ich ahnte bereits als Medizinstudent, daß sich in der erkrankten Haut etwas ausdrückt, was zur Biographie des Patienten gehört, was gewissermaßen der nässende und ätzende Ausfluß seines gestörten Lebens ist, ein Schrei des Organs Haut. Symbolisiert die verpanzerte Haut nicht die gestörte Dialogfähigkeit, die Abwehr, die Angst vor und die Sehnsucht nach Nähe, die Unfähigkeit, sich »mit Haut und Haaren« hinzugeben? Der Heidelberger Psychosomatiker Hübschmann sagt: »Wenn die Seele schweigt, schreit der Körper.«

»Krank« ist gleich Ausdruck von Mangel, Hunger und Durst nach »anderem«, vollerem Leben. »Krank« werden können ist eine Gnade, sich seines MANGELS bewußt werden zu können – dies ist gesund, Gesundheit. Es ist keine Schande, krank – dumm, unreif, dumpf, blind, lahm, taub, aussätzig – zu sein, aber es ist eine Schande, nichts dagegen zu tun. Das bildliche Erfassen der Störung gibt uns die Chance zu lesen, was hinter der Verletzung stehen könnte. So wie man bei starker Rauchentwicklung nicht den Rauch bekämpft, sondern nach dem Brandherd sucht. Als ich später als Chirurg arbeitete, Gallenblasen und Mägen entfernte, stieß ich auf den gleichen Widerspruch: Ich nahm zwar das störende Organ heraus, andererseits ließ ich den Patienten weiter falsch spielen.

Auf einem an sich gesunden Instrument, dem Körper?

Walther Lechler: Für mich stellt sich das in einem Gleichnis dar: Jemand, der ein absolutes Gehör hat, kommt in eine Kirche und hört einen Orgelspieler. Bei bestimmten Pfeifen kommt ständig ein falscher Ton heraus. Der Besucher denkt: »Da muß ein Mechaniker kommen, die Pfeifen herausnehmen und neue einsetzen, damit keine falschen Töne mehr kommen.« Er hätte aber auch eine andere Möglichkeit: Der Besucher könnte auf die Empore steigen, sich hinter den Orgelspieler stellen, die Partitur lesen und dem Spieler gleichzeitig auf die Finger sehen. Dann fände er heraus, der Mann spielt einfach falsch. Das Stück ist richtig komponiert, die Orgel ist intakt.

Das heißt, der Kranke ist nicht Opfer seines Körpers, sondern das dysfunktionale Organ, etwa die dialogunfähige Haut, überträgt die falschen Schwingungen des Spielers Mensch?

Walther Lechler: Ja. Früher sprach man von dem betroffenen Organ als einem »locus minoris resistentiae«, also einem Ort des geringsten Widerstandes. Besser und positiver spricht man jedoch von einem »locus majoris irritabilitatis«, dem Ort der größeren Reiz- und Ansprechbarkeit. Bei Menschen in Konfliktsituationen liegt eine affektive Organresonanz vor. Ein Organ schwingt mit, es bildet das Warnsignal, nicht weil es schwach ist, sondern weil es hellhörig ist. Die Haut ist im zugespitzten und sichtbarsten Sinn des Wortes ein solcher »locus majoris irritabilitatis«. Krankheit ist verborgene Sehnsucht nach einem neuen Leben.

Die kranke Haut ist also nichts Besonderes, kein medizinischer Solitär, sondern letztlich ein Warnsignal unter zahlreichen anderen Organappellen, wie etwa Magenkrankheit, Bluthochdruck, Migräne, Rheuma?

Walther Lechler: Ich habe mich aus psychosomatischer Sicht immer gegen die strikte, voneinander abgegrenzte Typologie der »Krankheiten« gewehrt, wobei eine saubere, exakte Typologie und Diagnose von Organstörungen, »Organ-Affektionen«, Organ-Destruktionen, Dysfunktionen in der organorientierten Medizin immer absolute Forderung bleiben muß. Als Psychosomatiker lehne ich die Typologie jedoch ab, weil sie zwangsläufig die Schlußfolgerung impliziert, man müsse die verschiedenen, unterteilten Krankheiten auch verschieden angehen. Bei meiner Arbeit als Klinikleiter der Psychosomatischen Klinik Herrenalb habe ich jedoch durchgängig bestätigt gefunden, daß hinter all den Krankheitserscheinungen der »Mangel« an Lebensbewältigung, also seelischer »Hunger« und »Durst« stehen. Bei den meisten Störungen – wie zum Beispiel neurotische Depression, Herzneurose, Angstneurose, Zwänge, Migräne, Asthma, Magengeschwüre, Kotz-Freß-Mager-Sucht, Medikamentenabhängigkeit, Alkoholismus oder auch Neurodermitis – handelt es sich in erster Linie nicht um »Krankheiten«. Gesund ist, sage ich immer, wer noch krank werden kann. Alle diese Zustände und »Präsentiersymptomatiken« sind in Wahrheit Ausdruck dafür, daß sich der Mensch in seiner Haut, in seinem Leben nicht mehr wohlfühlt.

Krankheit als Angst und innere Einsamkeit, mit Kierkegaard zu sprechen, als Angst, die es kostet, ein Individuum zu sein?

Walther Lechler: Unzweifelhaft. Wir sind ja, wie Martin Buber formuliert hat, in eine dialogische Beziehung der Begegnung hineingeboren. Durch die Geburt wurden wir aus der Einheit in die Vielheit geworfen. Unsere Sehnsucht ist es, aus der Vielheit und aus der Zerrissenheit wieder zur Ganzheit zu gelangen. Kranksein bedeutet die Unfähigkeit, innerhalb dieser Zerrissenheit zur Ganzheit zu kommen. Der große C. G. Jung hat in seinem berühmten Brief vom 30. 1. 1961 an den Mitbegründer der Anonymen Alkoholiker William G. Wilson über den Alkoholismus des früheren Jung-Patienten und AA-Mitbegründers Roland H. geschrieben: »Sein Drang nach Alkohol war der Ausdruck – auf einer niederen Stufe – des spirituellen Durstes unseres Wesens nach Ganzheit, in der Sprache des Mittelalters: nach der Einigung mit Gott.«

Unzählige Menschen leben in unserer Welt in einem unbeschreiblichen Mangel, in einem Defizit, in einem chronischen Zustand von innerem Hunger und Durst nach Leben, nach wirklichem Leben, nach Liebe, nach Geliebtwerden, nach einem erfüllten Dasein. Verzweifelt versuchen sie, den unerträglich gewordenen Mangel durch Surrogate zu stillen. Sie behaupten sich verzweifelt in der Selbstsuggestion ihrer Lebenslüge. Sie sehnen sich nach der Ganzheit wie der verlorene Sohn nach seinem Vater. Ganzheit bedeutet, um ein Bild der Bibel zu verwenden, wie der gute Hirte 99 Schafe stehen zu lassen, um das eine verlorene Schaf zu suchen und die Ganzheit zu gewinnen.

Was bedeutet das Bild der 99 Schafe?

Walther Lechler: Es symbolisiert den Besitz: Alles, woran ich hänge, hängen geblieben, abhängig geworden, versklavt, verkauft, ausgeliefert bin. Genau das muß ich loslassen. Ich muß, wie es im Programm der Anonymen Alkoholiker heißt, alles loslassen, bedingungslos kapitulieren (»Surrender«), um noch mehr, als ich hatte, zu finden. Das ist die spirituelle, nicht die formale Logik. Die Krise und Krankheit ist der Anruf des Lebens zur Umkehr, zur »meta-noia«, und zum Neuanfang. Die bedingungslose Kapitulation und das Vertrauen auf die »höhere Macht«, die wir in Herrenalb an den Anfang unserer »Lebensschule« setzten, ist eine Neugeburt vom alten Selbst zum neuen Leben hin, eine meta-noia, sich vom alten unbrauchbar gewordenen Selbst für immer zu trennen. Am Anfang steht die Abkehr. Jesus hat zum Sui-cid, zur meta-noia, aufgerufen, indem er sagte: »Wer sein Leben verliert um meinetwillen, der wird es erhalten. Wer daran hängt, daran hängen bleibt, davon abhängig wird, wird es verlieren.«

»Metanoia« und »höhere Macht«, das sind religiöse Vokabeln, mit denen wir Schwierigkeiten haben. Die Kirche hat soviel seelischen Terror, Schuldgefühle und Lieblosigkeit in unser Leben gebracht. Mich, Mathias, haben die Jesuiten sieben Jahre lang psychisch mal-trätiert, böse behandelt ...

Walther Lechler: Der Widerstand gegen das – mißbrauchte – religiöse Vokabular ist normal und notwendig. Das muß so sein. Mit der Kraft, die sich im Widerstand entfaltet, ist gleichzeitig eine Kraft da, die etwas Neues in Bewegung bringt. Besser ist der Begriff »Das Spirituelle«. Ich habe meine Bibelstunden immer für die gehalten, die von der Bibel nichts mehr halten können, weil sie eklesiogen geschädigt sind. Ich selbst bin kirchlich geschädigt. Erst als ich in der amerikanischen Armee in den 50er Jahren das Programm der Anonymen Alkoholiker kennenlernte, konnte ich Zugang zu Begriffen wie die »höhere Macht«, »Demut«, »Kapitulation« finden. Die Bibel ist nichts für Frömmler und Weltflüchtige. Sie enthält die Fülle lebendigen Lebens, gelebter seelischer Wirklichkeit. Sie gilt für Christen wie Agnostiker und Atheisten, sie ist ein essentielles Abenteuerbuch. Jesus spricht vom Diesseits und nicht vom transzendenten Wolkenkuckucksheim. Wenn er den Gelähmten am Teich Bethesda auffordert »Steh auf, nimm deine Tragbahre und geh nach Hause«, so sagt er doch, modern gesprochen: »Verlasse hier und heute deinen Zustand des gemütlichen Elends, krieg den Arsch hoch, bewege dich fort zur Mündigkeit, reife zu liebendem Vertrauen zur Welt und ihren Menschen. Versuche nicht, in psychoanalytischer Archäologie die 38 Jahre deines Unglücks aufzudröseln und zu lamentieren, warum keiner dir geholfen hat, ins heilende Wasser zu steigen, sondern laß die blödsinnige Schuldfrage und spring jetzt aus dem Karree deines unglücklichen Lebens und deines neurotischen Seelendrehbuchs!«

Wie kann ein Hautkranker solch eine innere Umkehr in seinem Alltagsleben erfahren?

Walther Lechler: Ich glaube nicht, daß man ihm das einfach sagen kann. Das ist ein Erlebensprozeß. Thomas von Aquin erkannte bereits: »Nihil est in intellectu, quod non prius fuerit in sensu.« Das will sagen: Nichts geht in unseren Kopf, in unser Tagesbewußtsein, was unseren Tag, unser Leben dann bestimmt, was wir zuvor nicht existentiell erlebt haben. Als ich die Schriften der Anonymen Alkoholiker las, regten sich die Widerstände in mir. Erst als ich ergriffen wurde, begriff ich. Mich ergriff bei meiner amerikanischen Militärzeit die rückhaltlose Ehrlichkeit und Offenheit dieser »ein-fältigen« Mitglieder der Gruppen der Anonymen Alkoholiker, die mir deutlich zeigten, daß sie etwas Neues erfahren hatten. Ich wurde hungrig darauf, ihre Erfahrung zu teilen, auch wenn ich selbst keine Alkoholprobleme hatte. Aber auch wenn man nicht säuft, kann man ein besoffenes Leben führen. Paracelsus hat gesagt, jedes Ding ist Gift, es kommt nur auf die Dosis an. Ich meine, es gibt nichts, was in diesem schweren Leben nicht die Rolle des Alkohols einnehmen kann, was uns Ersatzbefriedigung anzubieten und die wahre Sicht auf die eigentliche Realität zu verstellen vermag. Nur wer den entscheidenden Schritt machen möchte, wer etwa begreift, was sich auf meiner Haut abspielt, ist mehr als nur eine pathologische Reaktion, sondern meine Fehleinstellung zum Leben, nur der hat die Chance zur leibseelischen Gesundung. Das ist wie mit einem Computer: Wenn das Programm falsch ist, muß ich es herausschmeißen und ein neues Programm einspeisen. Ich muß mein eigenes Programm neu entwickeln. Es hat keinen Sinn, die Hardware zu zerstören. Die entscheidende Frage ist: Will ich nur eine Therapie oder will ich mein Leben ändern, um auch dem Organismus eine neue Möglichkeit zu geben?

Du plädierst für neue Lebensschritte, statt psychoanalytische Vergangenheitsschau ...

Walther Lechler: Genau das ist es, was ich als beispielhaft bei den Selbsthilfegruppen der Anonymen Alkoholiker empfand. Das waren im Durchschnitt keine »gebildeten« Menschen im Sinne akademischer Definition, aber sie hatten wie kaum ein Gebildeter den Mut, das alte Leben sterben zu lassen, um in einem neuen Leben aufzuerstehen. Es handelte sich im tiefsten Sinn des Wortes um eine Auferstehung. Natürlich schätze ich Psychoanalyse und Psychotherapie als wichtige Hilfsmittel einer Heilung. Aber doch nur als Hilfsmittel. Ich habe selbst meine Lehranalyse bei dem Freud-Schüler Prof. Blum in Bern gemacht. Ich bin nicht gegen die Psychoanalyse. Sie befriedigte mich jedoch immer weniger. Das geistige Ganze des Menschen und das Programm des radikalen Neuanfangs fehlten mir hier. Die Anonymen Alkoholiker, die ich kennenlernte, betrieben keine Ursachenforschung. Sie wären nämlich einfach verreckt, wenn sie noch lange Ursachenforschung betrieben hätten. Was sie in ihrer dramatischen Situation brauchten, war »instant hope«, sofortige Hoffnung. Das ist das Sensationelle und das, was ich jedem Menschen vermitteln möchte, der zu mir kommt. Das ist auch das Geheimnis einer guten Gruppe. Der einzelne muß vom anderen erfahren: »In welchem Zustand du jetzt auch immer bist, du bist liebenswert.«

Du forderst das Einfache, das so schwierig zu machen ist – Akzeptanz, Demut, Lebenswärme jenseits aller »sophisticate theory« . . .

Walther Lechler: Der kranke Mensch muß wieder in das Leben »hineingeliebt« werden, »hautnah«. Therapeuo heißt, ich diene, bin nahe, bin Kamerad im gemeinsamen Ringen, Freund auf dem gemeinsamen Weg. Der Mensch ist, wie die afrikanischen Wolof sagen, des Menschen Medizin: »nit nit ay garabam«. Das sagt uns ein Stamm von »Primitiven«. Wir sind alle, ob Gesunde oder Kranke, ob Arzt oder Patient Brüder und Schwestern. Auf dieser fundamentalen Ebene können wir uns beistehen. Franziskus von Assisi ist vom Pferd gestiegen und hat den Hautkranken, den Leprösen, umarmt! Dieser hat sich dagegen ängstlich gewehrt, weil eine solche Begegnung verboten war. Menschsein ist verboten! Deshalb mußte man Jesus um die Ecke bringen. Wir brauchen keine hochkomplizierten Theorien. Wir müssen entdecken, daß wir geliebt werden können allein aus der simplen Tatsache heraus, daß wir Menschen sind.

Wir müssen nicht mehr – wie uns eingebläut wurde – für diese Liebe etwas leisten. In den »Himmel«, also in das Glück, kommen wir nicht mit Geld, Leistung, Anerkennung, sondern als nackter, bedürftiger, liebenswerter Mensch. Das und nichts anderes ist mit dem so pfäffisch mißbrauchten Satz gemeint: »Trachtet zuerst nach dem Reich Gottes, und alles andere wird Euch darüber gegeben.« Setzt für den Begriff »Himmel« das Wort »Glück« ein und ihr habt die biblische Froh-Botschaft statt der herkömmlichen Droh-Botschaft. Die Bibel gehört uns und nicht der Kirche. Jesus hat nur vom Leben gesprochen – gegen die Philister, Talmudisten und lebensfeindlichen Theologen. Den Jesus würde die Amtskirche heute doch als Verrückten in die Psychiatrie stecken und ruhigstellen!

Die Hautkrankheit verweist also auf die Liebe zum Leben und das Leben in Liebe?
Walther Lechler: Ja. Sie fordert den Neurodermitiker auf: »Überwinde all das, was dich vom direkten Kontakt vom Leben trennt und dich daran hindert, an ihm intim teilzunehmen! Wie immer du als Hautkranker heute aussehen magst, wie ›unrepräsentabel‹ du dich fühlst, du besitzt alles, was einen Menschen ausmacht und bist angenommen.« Ich möchte jedem Kranken die »Luscht«, wie die Alemannen hier sagen, machen, etwas Neues zu erfahren: auf Menschen zuzugehen, auch wenn ihn die Angst nur so beutelt, um zu erfahren, wie liebenswert er ist. Solange er in den alten Zuständen des Un-Behagens, des Un-Wohlseins (dis-ease, mal-aise) verharrt und das »inadequace syndrom«, den Komplex der eigenen Unzulänglichkeit, pflegt, gräbt sich der seelische Befund in das körperliche Substrat, etwa als Ekzem, in den Körper hinein.
Für viele Leser werden diese Zusammenhänge neu sein. Gibt es ein Buch, das du unseren Lesern als Einstieg besonders ans Herz legen möchtest?
Walther Lechler: Eugen Drewermann hat den geistigen heilenden Prozeß wundervoll in den drei Bänden »Wort des Heils, Wort der Heilung« gewürdigt. Das ist segensreich. Wichtig sind aber auch seine Advents- und Weihnachtspredigten, die unter dem Titel »Der offene Himmel« erschienen sind. Dort drückt Eugen Drewermann in unnachahmlicher Weise aus, was letztendlich mein und unser Anliegen in der »Klinik«, beziehungsweise in unserer »Lebensschule« war. Wir wollten eine Atmosphäre schaffen, in der jeder und jede auf seine und ihre Art und Weise, dem je eigenen Rhythmus gemäß, seine oder ihre Wahrheit finden, ab und zu einen Blick in den offenen Himmel tun kann. Wir wollten Geburtshelfer sein dürfen.

MAHNUNG AN C.

Geh sorgsam mit dir um,
dich kann's nur einmal geben
und auch nur kurz
man darf dich nicht verbrauchen
wie einen Rohstoff.
Du bist kein Produkt.
Entzieh dich der Statistik,
du bist wichtig.
Bewahre dich,
weiche der Härte aus,
verweigre dich
den Überflüssigkeiten.
Gib deine Antwort selbst,
stell selber deine Fragen,
gib acht auf dich,
dich gibt es nur einmal.

HEINZ KAHLAU

Was bieten die Verbände?

»Die Krankheit ist eine zu wichtige Angelegenheit, als daß man sie nur den Ärzten überlassen dürfte.«

HENRY DE MONTHERLANT

Allen Verbänden ist gemeinsam, daß sie als Interessenvertreter der Neurodermitiskranken Anregungen, Tips, Ratschläge geben und Forderungen an die Forschung und die Kostenträger stellen. Sie haben wissenschaftliche Beiräte und/oder arbeiten mit Ärzten, Psychologen und Heilpraktikern zusammen. Sie veranstalten Seminare, Vorträge, Fortbildungsveranstaltungen. Mit Ausnahme der Stiftung in Bad Godesberg (s. u.) organisieren sich innerhalb dieser Verbände bundesweit Selbsthilfegruppen. Kein Neurodermitiker muß also isoliert leben.

Durch Anforderung eines Probeheftes der jeweiligen Verbandszeitschrift kann jeder prüfen, welchem Verband er sich anschließen will. Ausschlaggebend kann eine aktive Selbsthilfegruppe vor Ort sein oder einfach die Sympathie. Man kann auch eine Gruppe gründen und dies in die Zeitung setzen. Selbsthilfe steht am Anfang jeder Gesundung! K. J./M. J.

*Allergiker- und Asthmatikerbund e. V.,
Mönchengladbach:*

»Saurer Wald, zwanzig Millionen Allergiker, Druck auf Bonn...«

Mönchengladbach liegt ganz in der Nähe von Düsseldorf. Dort hat der älteste und sicher größte Patientenverband seinen Sitz. Er ist Mitglied des Deutschen Paritätischen Wohlfahrtsverbandes und der Bundesarbeitsgemeinschaft »Hilfe für Behinderte«. Dr. Heinemann ist der Geschäftsführer. Jürgen Heinemann und Frau Grünzel, die wir interviewen, sind selbst nicht von Neurodermitis betroffen.   K. J.

Wann und wie kam es zur Gründung Ihres Verbandes?
Jürgen Heinemann: Der Allergikerbund wurde bereits 1897 auf der Insel Helgoland als »Heufieberverband« gegründet. Im Zweiten Weltkrieg schliefen die Aktivitäten des Verbandes ein. Anfang der 80er Jahre hat der hiesige Chefarzt des Asthma-Krankenhauses Dr. Jorde den Verband wiederbelebt. Wir fingen 1980 mit 800 Mitgliedern an. Die Arbeit des Bundes war praktisch unbekannt...
Wie viele Mitglieder haben Sie heute?
Jürgen Heinemann: 14 000.
Wie erklären Sie sich diese stürmische Entwicklung?
Jürgen Heinemann (lacht): Das ist uns noch lange nicht stürmisch genug. Wir führten 1984/85 über Infas eine Umfrage durch. Danach, so fanden wir heraus, müßten ca. zwanzig Millionen Bundesbürger irgend etwas mit Allergien zu tun haben. Gemessen an dieser Zahl sind wir noch klein. Aber wir freuen uns über unseren Mitgliederzuwachs von derzeit 2000 Mitgliedern pro Jahr, der noch durch die neuen »DDR-Mitglieder« verstärkt wird. Wir suchen die Öffentlichkeit für die Anliegen

der Allergiekranken zu gewinnen und massiv aufzuklären. Eigens dafür stellten wir eine Presse- und Öffentlichkeitsreferentin ein. Sie betreut die Medien und organisiert Pressekonferenzen. Außerdem führen wir Großveranstaltungen durch – den Allergietag in Bonn und den Asthma-Kongreß in Berlin 1989, vier Veranstaltungen 1991 in Dresden, Kassel, Bremen und München, vor allem über den brisanten Zusammenhang Allergie und Umwelt.
Inwiefern brisant?
Jürgen Heinemann: Die Luftschadstoffe bescheren uns nicht nur den »sauren Wald« und das Sterben der Bäume, sondern gefährden gleichermaßen Kinder und Asthmatiker. Das wissen die Politiker. Genauso gut wissen sie, daß es gesamtwirtschaftlich billiger ist, die Ursachen der Umweltkatastrophe zu beseitigen als die jährlich wachsenden Gesundheitsschäden mit Milliardenbeträgen zu reparieren zu versuchen. In einer Broschüre des Bundesumweltamtes, also einer Behörde der Bundesregierung, steht unter dem Titel »Rettet die Luft – sonst bleibt sie uns weg« unter anderem wörtlich zu lesen: »Wir spüren die Luftverschmutzung immer mehr am eigenen Leib. Sie führt zu Erkrankungen der Atemwege und erhöht das Krebsrisiko. Sie reizt unsere Augen und läßt uns husten. Sie steigert unsere Infektionsanfälligkeit... Zu viele Schadstoffe im Rauch führen zu hoher Belastung, besonders in unseren Ballungsgebieten. Da bleibt uns dann öfters mal die Luft weg...« Die Umwelt verschmutzen und die Haut- und Asthmakrankheiten in Kauf nehmen, ist das nicht ein »mörderischer« Luxus?
Wie mobilisieren Sie Ihre Mitglieder gegen diesen öffentlichen und privaten Notstand?
Frau Grünzel: Wir sind mit Landesverbänden und Ortsverbänden in der gesamten Bundesrepublik vertreten. Im Gebiet der ehemaligen DDR, in Erfurt, Leipzig, Halle, Halberstadt, Magdeburg und Schwerin haben wir die ersten Ortsverbände gegründet. Als Überbrückungshilfe bieten wir den dortigen Aspiranten für das erste Jahr die kostenlose Mitgliedschaft an. Die Hauptarbeit liegt bei den Ortsverbänden. Sie führen Informationsveranstaltungen und Gesprächskreise durch, bei denen sich die Betroffenen austauschen. Sie bieten Kurse wie autoge-

nes Training und Ernährungsumstellung an. Für den Verband insgesamt geben wir unsere Verbandzeitung »Der Allergiker« heraus. Ebenfalls von hier aus berate ich schriftlich und telefonisch unsere Mitglieder.
Wie viele Anfragen erreichen Sie im Jahr?
Jürgen Heinemann: Rund 16 000. Meistens melden sich Eltern, die es satt sind, ihre Kinder weiterhin mit Cortison behandeln zu lassen. Da helfen wir dann mit unseren Ratschlägen zur Ernährungsumstellung. Wir verweisen auf die Arbeit von Prof. Stemmann und schicken den Ratsuchenden Informationsmaterial zu. Wir arbeiten auch mit der Ernährungsberaterin Frau Hellermann zusammen, die im Rahmen des »Schwelmer Modells« zusammen mit einem Kinderarzt, einem Internisten und zwei Psychologinnen in einer Ein-Jahres-Behandlung Kinder und Erwachsene nach Prof. Stemmans Therapie behandelt. Ihre Erfolgsquote ist enorm. Die Krankenkassen zahlen diese Behandlung. Im Augenblick sind ca. 80 Personen dort ambulant in Behandlung. Am Telefon und in den Briefen erlebe ich viel Verzweiflung. Manche Mütter sind völlig ratlos, was sie überhaupt noch machen sollen mit ihren ewig kratzenden und weinenden Kleinkindern. Da spielen sich oft wahre familiäre Tragödien ab.
Welche Hilfe können Sie Ihren Mitgliedern sonst noch bieten?
Jürgen Heinemann: In unserer neuen Satzung, die wir gegenwärtig erarbeiten, haben wir einen Beirat vorgesehen, in dem Rechtsberater, Psychologen, aber auch Baubiologen tätig sein werden. Wir verhandeln im Augenblick mit einer Versicherungsfirma darüber, ob wir für unsere Mitglieder eine Versicherung abschließen können im Blick auf die Verhandlungen mit öffentlichen Krankenkassen, Privatkrankenkassen, Finanzämtern usw. Eincs unserer Hauptthemen ist, wie gesagt, das Problem »Allergie und Umwelt«. Hier suchen wir die Zusammenarbeit mit anderen Verbänden mit dem Ziel, in Bonn eine starke Lobby zu bekommen. Wir haben bereits einen parlamentarischen Beirat des Allergikerbundes. In ihm sind acht Abgeordnete, je zwei aus jeder Fraktion, vertreten. Sie treffen sich regelmäßig zu Besprechungen. Als Ergebnis ihrer und unserer

Arbeit führte der Deutsche Bundestag 1989 ein Hearing zum Thema Allergie und Umwelt durch, das öffentlich stark beachtet wurde. Schirmherr unseres Vereins ist übrigens der FDP-Politiker Wolfgang Mischnik.

Wir drängen außerdem auf eine bessere Ausbildung der Ärzte. Es gibt heute noch keinen einzigen Lehrstuhl für Allergologie in Deutschland. Der durchschnittliche Arzt erfährt von Allergien fast nichts. Die Qualifikation »Allergologe« kann ein Arzt nur durch eine, wie wir meinen, unzureichende Zusatzausbildung an einer Klinik erwerben. Weiter treten wir für eine richtige Deklarationspflicht bei Farbstoffen, Arzneimitteln, Kosmetika und Lebensmitteln ein, die wirkliche Allergenfreiheit garantiert.

Sie setzen auf eine öffentliche Zusammenarbeit aller Betroffenen und Ihrer Verbände?

Jürgen Heinemann: Unbedingt. Wir haben dieser Tage einen Brief an alle in Frage kommenden Verbände geschickt und die rasche Gründung einer bundesweiten Arbeitsgemeinschaft vorgeschlagen, um die gemeinsamen Interessen wirkungsvoller nach außen darstellen zu können. Die Reaktionen sind positiv. Wir gehen davon aus, daß wir uns für die gemeinsamen Ziele zusammenraufen, auch wenn wir in der Frage der Definition der Neurodermitis unterschiedliche Auffassung haben. Der Neurodermitisverband in Boppard zum Beispiel sieht in der Neurodermitis eine Stoffwechselerkrankung. Wir definieren sie weitgehend als Allergie. Aber solche Differenzen dürfen uns nicht von der Zusammenarbeit abhalten.

*Bundesverband Neurodermitiskranker
in Deutschland e. V., Boppard:*

»Der Neurodermitiker hat die beste Chance, die Wahrheit über sich herauszufinden«

Postwendend ist Jürgen Pfeifer, der agile Vorsitzende, mit einem Interview einverstanden. Da sitzen wir in der Geschäftsstelle, überall einschlägige Literatur, Aktenordner, neue Schreibtechnik. Man sieht: Hier wird professionell gearbeitet. Als frühpensionierter Polizeibeamter hat J. Pfeifer auch Zeit dazu. Und die nutzt er. Gründet einen eigenen Verband, obwohl es schon welche gibt. Ist dauernd unterwegs. Hat sogar ein von einer Firma gestiftetes Autotelefon. Auf meinen Vorschlag, den Kranken für die Durchsetzung ihrer Ansprüche Fotos ihres jeweiligen Hautzustandes zu empfehlen, zieht er eine Mini-Minox aus der Hosentasche: alles schon bekannt. Ja, pfiffig und selbstbewußt ist er schon, der Vorsitzende! K. J.

Wie kamen Sie dazu, die Volkskrankheit Neurodermitis zu Ihrer Lebensaufgabe zu machen?
Jürgen Pfeifer: Wir waren eine »normale Familie«. Ich hatte eine gute Position bei der Kriminalpolizei. Meine Frau und ich freuten uns über unser erstes Kind. Der zweite Sohn, René, schien rundherum gesund. Aber nach einem halben Jahr brach bei René nach der Impfung die Neurodermitis aus. Das veränderte unser Leben total. Jede Nacht mußten wir das schreiende kranke Baby durch die Wohnung tragen und beruhigen. Die Ärzte konnten uns nicht helfen. Endlich fanden wir einen Heilpraktiker. Er brachte Renés Krankheit zum Stillstand. Wir waren überglücklich. Die erfolgreiche Behandlung kostete insgesamt 10 000 DM. Jetzt ging der Kampf um die Kostenerstattung

durch die Krankenkasse los. Sie wollte keinen Pfennig zahlen. Das brachte mich auf den Gedanken, eine Selbsthilfeorganisation zu gründen. Als ich wegen einer schweren Bandscheibenschädigung als Kriminalbeamter frühpensioniert wurde, konnte ich mich ganz der Leitung des Bundesverbandes widmen, zwei Mitarbeiterinnen anstellen, eine umfangreiche Datei – die jetzt auf Computer übertragen wird – aufbauen und mich in die komplizierte Materie einarbeiten.

Was haben Sie dabei medizinisch gelernt?

Jürgen Pfeifer: Durch die Krankheit begriff ich die vier wesentlichen Zusammenhänge der Neurodermitis: Die Impfung schwächt das Immungeschehen derart, daß die latent vorhandene, ererbte Krankheit manifest wird. Die Neurodermitis ist weiterhin, worauf vor allem Dr. Bruker hinweist, durch falsche Ernährung bestimmt. Und sie wird hormonell beeinflußt: Die Pubertät, das Einnehmen der Pille oder die Wechseljahre spielen eine große Rolle beim Ausbruch beziehungsweise der Entwicklung der Krankheit. Dazu kommt der gesamte Komplex der psychosomatischen Kranheitsauslöser. Fazit: Wir Patienten oder Patientenpartner müssen bei der Behandlung auf alle diese Faktoren achten. Wir müssen fragen: Was ist mit dem Immunsystem los? Stimmt die Ernährung? Wie steht es mit dem Hormonssystem? Wie ist die seelische Situation? Erst wenn wir diese verschiedenen Aspekte ganzheitlich berücksichtigen, gewinnen wir die Chance, die Krankheit in eine symptomfreie Phase überzuführen. Die Neurodermitis selbst bleibt allerdings immer eine »Zeitbombe«.

Sie ist nicht heilbar?

Jürgen Pfeifer: Nein. Aber man kann mit ihr leben und einen durchaus erträglichen Lebensmodus schaffen.

Wer forscht auf dem Gebiet der Neurodermitis?

Jürgen Pfeifer: Normalerweise wird kaum geforscht. Ich sage das folgende mit Stolz: Wenn wir uns nicht 1985 zusammengetan und einen Verband gegründet hätten, dann würde gar nicht geforscht werden. Wir stehen im ständigen Kontakt zu Regierungsbehörden. Mit inzwischen fast 9000 Mitgliedern bilden wir eine Lobby. Wir machen Druck. Wir konnten sogar den Aufbau privater Fachkliniken initiieren. Wir arbeiten seriös mit den Krankenkassen zusammen, ermitteln und überprüfen neue Therapiemöglichkeiten für Neurodermitiker und kämpfen erfolgreich für die Anerkennung außerordentlicher Therapiekosten.

Wie vermögen Sie die Effizienz eines Neurodermitis-Therapeuten und seiner Methode zu prüfen?

Jürgen Pfeifer: Das funktioniert ebenso simpel wie effizient. Aus meiner kriminalistischen Arbeit habe ich einiges gelernt über Spurensuche, Verifikation und Falsifikation. Wenn ein Therapeut auf den Verband zukommt und erklärt, daß er die Neurodermitis ohne die schulmedizinischen Allheilmittel Cortison, Antihistaminica und Antibiotica, sondern mit Ernährungsumstellung, alternativer Heilpraktik oder Psychotherapie behandelt, dann bitten wir um Kontakte mit seinen Patienten. Wenn der Therapeut das dann mit seinen Patienten geklärt und uns mit ihrem Einvernehmen ihre Adressen gegeben hat, schreiben wir sie mit einem standardisierten Fragebogen an. Er gipfelt in der Frage: Wie geht es dir heute, ein Jahr nach der Behandlung? Der Patient kreuzt an, zu wieviel Prozent er sich als symptomfrei empfindet, ob er noch Cortison nimmt usw.

Steckt da nicht ein Pferdefuß in der Befragung? Wird nicht jeder Therapeut seine Vorzeigepatienten präsentieren?

Jürgen Pfeifer: Diese Möglichkeit haben wir bedacht. Wenn einer in unsere Liste empfohlener Therapeuten aufgenommen wird, dann schicken wir ihm einen weiteren Permanentfragebogen zum Auslegen für seine Neurodermitispatienten. Darauf steht sinngemäß: Lieber Patient, du bist bei einem Therapeuten, den der Bundesverband empfiehlt. Wir bitten dich, zur weiteren Dokumentation der Erfolge uns den unteren Abschnitt bei Beginn der Behandlung zuzusenden. Der Patient schickt uns die Erhebung also gleich beim Einsetzen der Therapie zu. Nach einem Jahr schreiben wir diesen Patienten wieder an und fragen nach dem Erfolg. So erhalten wir einen Patientenquerschnitt und eine reelle Einsicht in die Erfolgsrate.

Sie bieten also Ihren Mitgliedern eine fortlaufend aktualisierte Liste empfehlenswerter Therapeuten an und stehen ihnen bei der Auseinandersetzung um die Kostenerstattung bei?

Jürgen Pfeifer: Ja. Wir begleiten die Mitglieder bei ihren Klagen durch die juristischen Instanzen. Ich schreibe gegebenenfalls auch die Klagen. Wir hatten allein 1989 rund 1200 Rechtsfälle. Davon sind zehn gerichtsanhängig geworden. Alle anderen haben wir außergerichtlich, zum Teil mit Vergleichen, für die Patienten erledigen können, obgleich wir zunächst auf die absoluten Barikaden der Kassen stießen. Wo es sich um die Kosten für Klinikaufenthalte handelte, hatten wir immer hundertprozentigen Erfolg. Das ist ein beachtliches Ergebnis. Eine Anwaltspraxis würde jubeln über eine solche Erfolgsquote. In fast jeder Ausgabe unserer Verbandszeitung sagen wir den Mitgliedern: Akzeptiert auf keinen Fall einen negativen Bescheid. Schickt uns Kopien. Wir beraten euch. Das dürfen wir. Das ist im Mitgliedsbeitrag enthalten.

Wir haben anwendbare Grundsatzurteile beim Bundessozialgericht in Kassel, beim Bundesgerichtshof in Karlsruhe und beim Bundesverwaltungsgericht in Berlin herausgesucht und weisen in unserer Argumentation darauf hin. Besonders setzen wir uns dabei mit dem zentralen Gesichtspunkt der »Wirtschaftlichkeit« auseinander.

Was beinhaltet er?

Jürgen Pfeifer: Die Wirtschaftlichkeit von Behandlungskosten. Bei einer unheilbaren Krankheit halte ich das ja eher für lächerlich ...

Stimmt. Bei mir (Katharina) hat zum Beispiel die alternative Behandlung insgesamt 5000 DM gekostet. Das ist geradezu ein Witz, wenn ich daran denke, welche Summe meine Krankenkasse für die vorhergehenden, letztlich erfolglosen Aufenthalte in der Düsseldorfer Universitätsklinik, in Davos, Sylt und Norderney aufbringen mußte!

Jürgen Pfeifer: Für die Aufenthalte am Toten Meer zahlen die Kassen anstandslos. Das sind für eine Mutter und ihr Kind etwa 6000 DM. Damit hätte man das Kind etwa mit Goldnerz-Präparaten, mit Mutabella, mit einer autohomologen Immuntherapie oder sonstwie alternativ erfolgreich behandeln können. Tatsächlich erfuhren wir von unseren Mitgliedern, daß sie alle nach der Toten-Meer-Kur in nur wenigen Wochen wieder krank waren. Die Kassen sind oft kurzsichtig. Einerseits möchten sie Geld sparen und wissen, daß die herkömmlichen Salben und Behandlungsweisen fast nichts bringen, andererseits lehnen sie probate, aber unorthodoxe Therapien ab. Da für die Genehmigungen der Therapien die Behörden der einzelnen Bundesländer zuständig sind, haben wir von Land zu Land die speziellen Kontakte ausgebaut. Wir sehen uns, so paradox das klingen muß, auch als eine Organisation, die den Krankenkassen de facto hilft, Millionen zu sparen.

Weisen Sie als Verband auf die verschiedenen Möglichkeiten hin, die Krankheit anzugehen, oder bevorzugen Sie einen Therapieweg?

Jürgen Pfeifer: Die Liste unserer Therapeuten, auch Psychotherapeuten, ist vielseitig, sie umfaßt naturgemäß die verschiedenen Therapieangebote. Denn die Krankheit ist multifaktorell. Bei der Beratung eines Mitglieds gehen wir immer an den Ursprung der Krankheit zurück. Was ging dem Ausbruch der Krankheit voraus? Eine immunologische Schwäche durch Impfung? Ein hormoneller Schub durch Pubertät? – Dann sind eher überbrückende Maßnahmen bis hin zur Ernährungsumstellung angebracht. Eine Lebenskrise? Dient das Leiden und das demonstrative Kratzen einem neurotischen Krankheitsgewinn, einer Pression auf den Partner? – Dann bietet sich eine Lebensberatung bis hin zur Psychotherapie an.

Wofür setzt sich Ihr Verband im Augenblick besonders ein?

Jürgen Pfeifer: Wir machen eine Aufklärungskampagne, u. a. über »BILD«, damit jeder Neurodermitiskranke im Gebiet der Bundesrepublik und der früheren DDR überhaupt Bescheid weiß, daß es eine Selbsthilfeorganisation für seine Interessen gibt. Im Gebiet der früheren DDR gründen wir jetzt Stadtverbände und mit Berlin den ersten Landesverband. Wir stehen weiter mit dem Künstler Reinhard May in Kontakt, um ihn als Schirmherrn zu gewinnen und das Thema Neurodermitis in die Öffentlichkeit zu bringen. Fünf Jahre Arbeit liegen hinter uns. Die Arbeit hat sich gelohnt.

Sie setzen auf die Mündigkeit des Patienten?

Jürgen Pfeifer: Der Neurodermitiker hat die beste Chance, die Wahrheit über sich selbst herauszufinden. Er ist nicht nur ein Leidend-Passiver, der als hilfloses, armes Würstchen dem allwissenden »Halbgott in Weiß« gegenübertritt. Wir verstehen uns als Bindeglied zwischen Patient und Arzt. Wir setzen auf ein partnerschaftliches Verhältnis zwischen beiden. Wir wollen den Patienten durch die Selbsthilfegruppe vor Ort und die zentrale Beratung befähigen, mit seinem Leiden eigenverantwortlich umzugehen, selbständig zu werden und den Status des Dauerpatienten zu beenden. Er muß selbst in sich hineinhorchen, herausfinden, was ihn beschwert, wieviel er erträgt, was ihm guttut.

Kann eine solche Bewältigung der Neurodermitis der beteiligten Familie auch einen Gewinn bringen?

Jürgen Pfeifer: Die Krankheit trifft den betroffenen Mann, die Frau, das Kind und die Umgebung zunächst wie ein Donnerschlag, wie eine »Gottesstrafe«. Der erste ausgewiesene Neurodermitiker war immerhin der Büßer Hiob. Von ihm heißt es im Alten Testament, er saß in der Asche und kratzte sich mit einer Glasscherbe. Das Bild trifft genau die Qual und den Masochismus des Neurodermitikers.

Richtig bewältigt, lehrt die Neurodermitis den Betroffenen, physisch und psychisch behutsamer mit sich umzugehen, bewußter, ja im weitesten Sinn des Wortes umweltbewußter zu leben. Das ist, bei allem Leid, die Chance in der Krankheit. Bei der Gründung neuer Stadtverbände erlebe ich immer wieder die gleiche Befreiung, den Aufbruch der Gefühle. Endlich können sich die »armen Häute«, die Neurodermitiker, über ihre Not, ihren Schmerz, Ekel, Ratlosigkeit verständigen, ihr Schicksal schildern, aus der Isolation treten. Da erlebe ich viele Tränen. Aber in dem Moment, in dem der Patient über seine Krankheit zu reden beginnt, tut er den ersten Schritt auf dem Weg zur Gesundung.

Deutscher Neurodermitiker Bund e. V., Hamburg:

»Unser größter Erfolg ist die stetige Zunahme von Selbsthilfegruppen«

Die Zeit drängt. Und Hamburg ist weit. Bei dem Versuch, per Telefon einen Termin zustande zu bekommen, merke ich, wie lebendig Elke Ruge, die Vorsitzende ist. Warum kein Telefoninterview?
Elke Ruge ist seit dreizehn Jahren Neurodermitikerin und damit besonders kundig. Zum Schluß des Gesprächs bemerkt sie, auf die Kontakte der Mitglieder untereinander angesprochen: »Praktisch sind wir ja eine Notgemeinschaft. Eigentlich verbindet uns nichts anderes als die Haut. Wenn wir dann auch noch Ehen stiften, dann ist das in Ordnung. Wir fördern Kontakte. Daß sie soweit gehen, konnten wir natürlich nicht ahnen.« Sagt's und lacht Koloratur. K. J.

Die Neurodermitis-Selbsthilfegruppe in Hamburg besteht seit 1982. Vier Jahre später haben Sie den Deutschen Neurodermitiker Bund gegründet. Hatten Sie einen persönlichen Anlaß dazu?
Elke Ruge: Ich hatte Neurodermitis und kam mir sehr verlassen und allein gelassen vor.
Immer noch?
Elke Ruge: Ja.
Keine Besserung?
Elke Ruge: Es geht mir wie den meisten Neurodermitikern – auf und ab.
Wie viele Mitglieder hat der Deutsche Neurodermitiker Bund?
Elke Ruge: Rund 5000.
Mehr im norddeutschen Raum?

Elke Ruge (lacht): Nein. Durchaus nicht. Wir haben Mitglieder von Südafrika über San Diego bis Flensburg, in England, den Niederlanden, in Belgien, Luxemburg, Frankreich, Schweiz, Österreich, sogar in Bozen in Südtirol.
Empfehlen Sie Ihren Mitgliedern ein bestimmtes Therapiekonzept?
Elke Ruge: Nein. Generell nicht. Jeder muß selber herausfinden, was ihm am besten tut. Nur der einzelne kann wissen, wie es ihm geht. Um es einmal ganz kraß zu sagen: Ich selbst kann eine Banane essen und weiß deshalb noch längst nicht, ob sie einem anderen Kranken bekommt. Es gibt verschiedene Heilmöglichkeiten. Wir stellen sie in unserer Verbandszeitschrift »Hautfreund« vor, auch die sogenannten Außenseitermethoden. Selbstverständlich besprechen wir auch alle wichtigen Neuveröffentlichungen über Neurodermitis. Wir bringen alles. Da die Hautkrankheiten als Kontaktallergien auch stark durch die Luft- und Umweltverschmutzung ausgelöst werden, befassen wir uns fast in jeder Ausgabe des »Hautfreunds« mit ökologischen Problemen.
Wie kümmern Sie sich um Ihre Mitglieder?
Elke Ruge: Zum Teil von der Hamburger Geschäftsstelle aus. Viele Mitglieder rufen an, andere kommen selbst vorbei. Außerdem haben wir zur Zeit 13 Selbsthilfegruppen in Deutschland. Die hegen und pflegen wir. Wir wollen neue gründen. Vor allem in den fünf Bundesländern der Ex-DDR planen wir Gründungen von Selbsthilfegruppen. Das hat sozusagen Tradition bei uns. Denn wir sind schon vor Jahren mit ganzen Wagenladungen von Salben und Ölbädern »nach drüben« gefahren, um den Leidensgefährten zu helfen. Das hätte mich um ein Haar in DDR-Haft gebracht. Die Gründung neuer Gruppen ist gar nicht so einfach. Der Neurodermitiker zeigt sich erfahrungsgemäß nicht gerne in der Öffentlichkeit. Deshalb sind Briefe und Telefonate als Beratungsmittel oft besser.
Haben Sie mit Ihrem Verband etwas erreicht?
Elke Ruge: O ja! Unser größter Erfolg ist die stetige Steigerung der Selbsthilfegruppen und Ansprechpartner. Das bringt den Menschen am meisten. Außerdem haben wir zahlreiche Kliniken davon überzeugt, daß bei der Behandlung des Neu-

rodermitikers die Nahrung eine ganz große Rolle spielt. Mit unserem wissenschaftlichen Beirat, dem u. a. die Professoren Borelli, München/Davos, Chlebarov, Borkum, Rode, Hamburg, und andere Kapazitäten angehören, wirken wir auch in die Universitäten hinein mit dem Ziel, die künftigen Dermatologen besser auszubilden. Die Ausbildung der Medizinstudenten muß dringend besser werden. Wir wollen als Verband von den Dermatologen lernen, aber sie können auch von uns lernen.

Was scheint Ihnen außer der Ernährungsumstellung für Neurodermitiker noch wichtig?

Elke Ruge: Die Psyche. Es mag sich banal anhören, aber es gibt ein Sprichwort, das exakt auf uns Neurodermitiker paßt: »Himmelhoch jauchzend – zu Tode betrübt.« Wir haben kein Mittelmaß. Wir sind entweder ganz oben, dann sind wir nicht zu bremsen in unserer Aktivität. Oder wir sind total frustriert, kaputt, bleiben im Bett und kapseln uns von der Umwelt ab. Zu dieser Umwelt, von der wir uns dann isolieren, gehören auch der Ehemann und gegebenenfalls die Kinder.

Hat der Neurodermitiker Ihrer Meinung nach eine gewisse typische Persönlichkeitsstruktur?

Elke Ruge: Ja. Wir sind bei den meisten Hautärzten als aggressiv bekannt. Der Neurodermitiker ist meist neugierig und intelligent.

Das hat meine Hautärztin auch immer gesagt . . .

Elke Ruge: Neunzig Prozent unserer Mitglieder haben Abitur. Die häufigsten Berufe sind aus dem Sozialbereich: Lehrer, erstaunlich viele Pastoren, viele Rechtsanwälte, Architekten, Leute aus dem kaufmännischen Bereich.

Was raten Sie Neurodermitikern, psychisch zu tun?

Elke Ruge: Sie müssen versuchen, zur Ruhe zu kommen, egal womit und wodurch. Autogenes Training, rhythmische Bewegungen, meditative Musik, bildnerisches Gestalten, kurz Ausdrucksformen, die ein hohes Maß an Konzentration fordern und damit ablenkend wirken. Bildnerisches Gestalten – das verfolge ich gegenwärtig als Projekt. Ich sammle Informationen und sehe mich selbst als Patientin nach diesbezüglichen Möglichkeiten an Kliniken um.

Was halten Sie von Cortison?
Elke Ruge: Wenig. Ich sage den Mitgliedern immer: Nehmt es in allerhöchster Not, aber auch nur dann!
Frau Ruge, Sie sind selbst verheiratet. Was würden Sie aus Ihrer Erfahrung den Partnern von Neurodermitikern raten, wie sie sich zu ihrem schwierigen Gegenüber verhalten sollen?
Elke Ruge: Geduld gegenüber unserer Sprunghaftigkeit. Mitfühlen, aber kein Mitleid. Mit-leiden verdoppelt das Elend doch nur. Der Partner muß sich auch abgrenzen können. Vergessen wir nicht ganz: Wir Neurodermitiker setzen unsere Krankheit manchmal auch gezielt als Mittel zum Zweck, als »Waffe« ein. Mit unserem Hautdefekt wehren wir ab oder »ködern« wir. Da sind wir wie Kleinkinder. »Wenn du auf mein Schreien nicht hörst und mich nicht aufnimmst«, drohe ich gleichsam, »dann fange ich an, mich zu kratzen.«
Wie bewältigen Sie mit Ihrer Neurodermitis die ganze Verbandsarbeit?
Elke Ruge (lacht): »Ich bin ein humorvoller Mensch, wenn es mir nicht gerade sehr dreckig geht. Ich habe natürlich auch meine Hochs und Tiefs. Dann könnte ich alles hinschmeißen. Im übrigen stehe ich nicht allein mit meiner Auffassung: Lachen ist für Kranke gesund und besonders gut für die Haut. Das haben amerikanische Wissenschaftler herausgefunden.

*»Ein fröhliches Herz ist die beste Arznei;
ein gedrücktes Gemüt dörrt das Gebein aus.«*

DIE SPRÜCHE

*Arbeitsgemeinschaft Allergiekrankes Kind e. V.,
Herborn:*

»Von der Allergieprophylaxe bis zur Berufswahl«

Wer in der Herborner Zentrale der »Arbeitsgemeinschaft Allergiekrankes Kind« anruft, der darf sich nicht wundern, wenn das Telefon häufig besetzt ist: Der Rat der Herborner ist gefragt. Alle chronisch Kranken, vor allem die Eltern allergiekranker Kinder, so meinen die Initiatoren, müssen Spezialisten für ihre Krankheit werden. Sie müssen erkennen, wie wichtig ihre Mithilfe und mündige Partnerschaft gegenüber Haut- und Kinderärzten ist. Über das erfolgreiche Unternehmen der bundesweiten Selbsthilfeorganisation gab Marianne Stock (43) engagiert Auskunft. M. J.

Frau Stock, wie lange existiert die Allergiegemeinschaft Allergiekrankes Kind?
Marianne Stock: Seit 13 Jahren. Vorher bestand schon zwei Jahre eine Elternselbsthilfegruppe. Aber Dezember 1977 war der eigentliche Startpunkt. Da gründeten einige betroffene Eltern die Selbsthilfeorganisation »Arbeitsgemeinschaft Allergiekrankes Kind – Hilfen für Kinder mit Asthma, Ekzem oder Heuschnupfen«. Sie wollten damit allen, die allergiekranke Kinder betreuen, Rat und Hilfe geben über Therapie, Ernährung, Psyche, Bewegung, Spiel, Sport, Vorbeugung, Urlaubsplanung, Entspannungs- und Atemtechniken, Klimatherapie, Berufswahl usw. Unser Arbeitsimpuls ist die eigene Betroffenheit.
Sind Sie selbst auch betroffen?
Marianne Stock (lacht): Das kann man wohl sagen. Ich habe drei Kinder, die sich alle, im unterschiedlichen Grad, mit Allergien herumschlugen.

Wie viele Regionalgruppen gibt es?

Marianne Stock: Im alten Bundesgebiet sind es 120, in den fünf neuen Bundesländern bereits 40 Gruppen. Insgesamt haben wir rund 6000 Familien als Mitglieder, wobei wir jede Familie nur als ein Mitglied zählen. Für unsere Mitglieder geben wir ein Infoblatt heraus. Wir sind eine von Sponsoren unabhängige Solidargemeinschaft mit zwei Beiräten. Durch sie stehen wir einerseits in Verbindung zu Hautkliniken, Forschungseinrichtungen und Dermatologen, andererseits erstellen sie in Arbeitsgruppen Informationen zu Themen wie Umwelt, Beruf, Schule, Reisen und rechtlichen Fragen.

Der von Ihrer Arbeitsgemeinschaft herausgegebene Sammelband »Unser Kind ist allergisch« ist ja sozusagen ein Klassiker und ein unverzichtbares Handbuch für Eltern eines hautkranken Kindes... Sie sind die einzige Selbsthilfeorganisation, die sich speziell an allergiekranke Kinder und Jugendliche wendet?

Marianne Stock: Ja. Wir versuchen, die Eltern möglichst umfassend zu informieren und ihnen Mut zu machen. Wir tun dies auch durch mittlerweile über 30 Broschüren zu Einzelfragen von der Hausstaubmilbenallergie, Cortison, Allergieprophylaxe, Nahrungsmittelallergie, Baubiologie, Abhärtungsmaßnahmen wie Saunabäder bis zu psychologischen Gesichtspunkten und Kostenfragen der Behandlung. Darüber hinaus führen wir, wie jetzt gerade in Leipzig, Elternseminare in den Regionen durch. Zweimal im Jahr treffen sich die Gruppensprecher zur Mitgliederversammlung und zum Informationsaustausch in Herborn.

Wie viele Mitarbeiter haben Sie in Ihrer Herborner Zentrale?

Marianne Stock: Stundenkräfte und ehrenamtliche Mitarbeiter mitgerechnet, sind es insgesamt zehn Mitarbeiter. Es ist auch eine Menge Arbeit zu bewältigen. Wir bekommen viel schriftliche Anfragen und Telefonate. Unser Telefon ist fast ständig besetzt. Dabei erleben wir viel Verzweiflung bei den Eltern.

Sie klingen fröhlich. Was gibt Ihnen die Kraft für die schwere Arbeit?

Marianne Stock: Ich empfinde meine Arbeit als positiv, weil sie begründete Hoffnung macht. Die Allergiker lernen, konsequent zu leben. Das bringt sie in jeder Beziehung weiter.

*»Wenn jemand Gesundheit sucht,
frage zuerst, ob er bereit ist,
künftig die Ursachen der
Krankheit zu meiden,
erst dann darfst du ihm helfen.«*

SOKRATES

*Deutsche Stiftung für Psoriasis und
Neurodermitisforschung e. V., Bad Godesberg:*

»Wir bewegen uns auf wissenschaftlicher Basis«

Der Sitz der Stiftung liegt in einer erlesen schönen Bad Godesberger Jugendstilvilla nahe der Autofähre Königswinter. Was machen die Initiatoren und Angestellten einer solchen erlauchten Institution eigentlich im prosaischen Alltag, frage ich mich, als ich an einem regnerischen Morgen die vornehm verschwiegene Fontanestraße ansteuere. Klaus Strohkamp erläutert es mir im folgenden plastisch und engagiert. Der 43jährige Vorstandsvorsitzende der Stiftung wirkt auf mich als ein kraftvoller, zugewendeter Mann, offen und aus eigenem Erleben für die Nöte der Stiftungsklienten aufgeschlossen. M. J.

Herr Strohkamp, Sie sind der Vorstandsvorsitzende der Stiftung und haben sie selbst mitbegründet. Wie kamen Sie dazu?
 Klaus Strohkamp: Von meiner Ausbildung her habe ich eigentlich nichts mit dieser medizinischen Materie zu tun. Ich habe die Disziplinen Vermessung, Städteplanung studiert und mich später in der Architektur weitergebildet und praktisch am Bau betätigt. 1979/1980 erkrankte ich an Psoriasis mit Gelenkbeteiligung und lag lange im Krankenhaus. Ich war früher ein sportlicher Typ. Heute bin ich zu 70 Prozent schwerbehindert und kann nur noch in geschlossenen Räumen arbeiten. Das bildete den Hintergrund meiner beruflichen und privaten Neuorientierung. Ich machte dann eine kaufmännische Lehre. Durch die Krankenhausaufenthalte und die Gespräche mit anderen Betroffenen wurde mir klar, daß der Wissensstand der Ärzte wie die Arbeit der bestehenden Selbsthilfeorganisationen nicht ausreichten, um dem Patienten weiterzuhelfen.

1983 und 1984 entwickelten ich und zwei Gleichgesinnte daher den Gedanken, eine Stiftung zu gründen. Sie entstand seit 1985 zunächst als eingetragener Verein nach einigen Zwischenschritten und mit einem Grundkapital von 200 000 DM aus unserer eigenen Tasche. 1985 wurde die »Deutsche Stiftung für Psoriasis und Neurodermitisforschung e. V.« gegründet und, aus rechtliche Gründen, die Stiftung als nichtöffentliche Stiftung 1990 begründet. Wir sind, wie die »Krebshilfe« oder »Brot für die Welt«, dem Stifterverband der Deutschen Wissenschaften angeschlossen. Das heißt, wir bewegen uns auf wissenschaftlicher Basis.

Was war Ihre private Enttäuschung mit Ärzten? Womit waren Sie nicht zufrieden?

Klaus Strohkamp: Nicht zufrieden trifft die Sache nicht ganz. Aber ich spürte natürlich, daß dem Arzt im Rahmen seiner Praxis, schon aus Gründen der Honorarabrechnung, nicht viel Zeit für eine ausführliche Konsultation zur Verfügung steht. Ich selbst habe meist viel mehr als andere Patienten Fragen gestellt und mich selbst informiert. Außerdem spürte ich die Ratlosigkeit des Arztes, der mir erklärte: »Sie haben Psoriasis. Sie sind chronisch krank. Nach dem Stand der heutigen Wissenschaft können Sie nur eine Linderung erreichen, aber Sie werden nie gesund werden.« Das war mir entschieden zu dürftig.

Bei meinen Klinikaufenthalten stellte ich fest, daß dort die Aufklärung des Patienten wesentlich besser war. Hier kann man in der Regel sein Probleme in Ruhe mit dem Stationsarzt besprechen. In der Hautklinik Davos bei Prof. Borelli zum Beispiel hat sich die Betreuung der Patienten inzwischen so in Richtung ganzheitliche Versorgung gebessert, daß drei Psychologen zur Verfügung stehen und die Küche rund fünfzig verschiedene, ernährungswissenschaftlich erprobte Essen ausgibt.

In der Klinik können die Patienten leichter eine psychologische Hilfestellung akzeptieren als im »normalen« Leben . . .

Klaus Strohkamp: Sicherlich. Im Alltag scheuen nicht nur Hautkranke den Gang zum Psychologen. Das löst ein Gefühl in ihnen aus, als seien sie im Dachstübchen defekt. Dabei verhält es sich mit der psychischen Seite natürlich anders. Der Patient muß lernen, mit seiner Krankheit umzugehen, den unumgänglichen Streß etwa am Arbeitsplatz einfach besser zu verarbeiten. Heutzutage kann der Patient dann an der Klinik beim Psychologen autogenes Training und andere Ruhehaltungen erlernen.

Aber können die vorhandenen Kliniken das leisten, den unzähligen Hautkranken den Weg in die notwendige Ernährungsumstellung, in psychische und lebenspraktische Änderungen zu weisen?

Klaus Strohkamp: Mit Sicherheit nicht. Deshalb unterstützen wir auch das ambulante »Schwelmer Modell«, das Sie in Ihrem Buch vorstellen, als Träger. Die wissenschaftliche Begleitung und Erfolgskontrolle wird von der Deutschen Stiftung für Psoriasis und Neurodermitisforschung e. V. in Zusammenarbeit mit der Ruhr-Universität Bochum, Prof. Dr. med. P. J. Altmeyer, und der Städtischen Kinderklinik Gelsenkirchen, Prof. A. Stemmann, seit März 1990 durchgeführt. Die Kosten dieser Maßnahme trägt unsere Stiftung. Die wissenschaftliche Erfolgskontrolle mittels Prüfbögen wird nicht nur über Erfolg oder Nicht-Erfolg entscheiden, sondern auch belegen, ob sich und was sich durch Diät, Entspannung und psychologische Beratung am Immunsystem der Patienten verändert. Auch die Versorgung des Körpers mit den lebensnotwendigen Vitalstoffen bei einer solchen Diät wird dabei überprüft. Die endgültigen Ergebnisse erwarten wir für 1992/93. Aber wir sind schon jetzt vom positiven Resultat überzeugt. Wir hoffen, daß nach der Vorlage der Ergebnisse ambulante Zentren bundesweit als Regeleinrichtungen eingerichtet werden. Denn unsere Wartelisten sind riesig, und der Schwelmer Einzugsbereich reicht naturgemäß kaum weiter als 50 Kilometer.

Was unterstützt die Stiftung noch?

Klaus Strohkamp: Im letzten Jahr haben wir etwa die Fumarsäure-Prüfung betrieben, also die klinische Prüfung der Präparate »FUMADERM P mite und forte« für Psoriatiker. Wir stehen gegenwärtig im Kontakt mit dem Bundesgesundheitsamt in Berlin, von dem wir die Genehmigung als Medikament erwarten. Kommt sie, womit wir rechnen, ist auf dem Gebiet der Psoriasis ein enormer Schritt getan. In Sachen Neurodermitis unterstützen wir die, kostenmäßig noch außerordentlich aufwendige,

Interferongamma-Therapie. Im Rahmen individueller Heilversuche wurden u. a. an der Universitätshautklinik Bonn Patienten mit schweren klinischen Verlaufsformen der Neurodermitis mit Interferon-gamma-Injektionen behandelt. Sie reagierten mit einer starken Besserung des Hautzustandes sowie einer starken Abnahme des Juckreizes. Die geschlossenen Studien laufen zur Zeit noch. Im Kern handelt es sich bei dieser für den Laien schwer verständlichen Therapie um Eingriffe in die komplexen Störungen der Immunregulation bei atopischer Dermatitis.

Daneben stützen wir auch kleinere Projekte und leisten Aufklärungshilfe in den fünf neuen Bundesländern. Unsere Mitglieder informieren wir grundsätzlich über die Methodenvielfalt der Therapien vom heiklen Cortison über die UV-Bestrahlung, den Einsatz von Antihistaminica bis zu Allergie- und Nahrungsmitteltesten, Peptide-Behandlung, Musiktherapie, autogenes Training, kurz über das gesamte Spektrum ganzheitlicher, psychosomatischer Interventionen.

Sie waren als Stiftung bei dem großen dermatologischen Kongreß im November 1990 in Dresden dabei ...

Klaus Strohkamp: Das war der letzte dermatologische Kongreß der untergegangenen DDR. Die Ärzte waren stark daran interessiert, mit uns zu sprechen und unser Informationsmaterial zu erhalten. Unsere Aufgabe verstehen wir ja generell darin, Mittler zwischen Patient, Arzt und Krankenkassen zu sein. Die Ärzte, genauer alle Dermatologen und Pädiater der Republik, erreichen wir mittels unserer Computerkartei vom Bodensee bis Rügen lückenlos mit unseren Publikationen. Andererseits wollen wir aber auch und ganz besonders den Patienten so qualifiziert informieren, daß er auf dem Boden fundierten Wissens mit dem Arzt sprechen kann. Ärzte haben wenig Zeit – um so notwendiger ist es, daß der Patient umfassend Bescheid weiß und kurz und knapp gezielte Fragen stellen kann. Wir führen schließlich auch mit den Kassen Informationsveranstaltungen über Psoriasis, Neurodermitis und Allergien mit Experten durch. Zum Beispiel dieser Tage in Siegburg und Lippstadt. 250 Besucher kamen zu einer Veranstaltung mit Prof. Altmeyer als Referenten und gingen anschließend wohlinformiert und zufrieden nach Hause. Das Bedürfnis nach Information ist riesengroß.

Immerhin wird die Zahl der akuten und latenten Neurodermitiker auf 2 Millionen, die der potentiellen Psoriatiker auf 1,5 Millionen Bundesbürger geschätzt, wobei in diesen Zahlen das Kontingent der Kranken auf dem Gebiet der Ex-DDR noch nicht einmal erfaßt ist. Für das weite und diffuse Feld der Allergien gibt es Schätzungen auf insgesamt rund ein Drittel der Bundesbürger. Aber das ist spekulativ, bis heute gibt es keine gesicherten epidemiologischen Erhebungen.

Wenden sich hautkranke Menschen auch direkt an Ihre Stiftung?

Klaus Strohkamp: Wir haben täglich circa 200 schriftliche Anfragen und etwa 100 Telefonate. Die meisten Anfrager erbitten Informationsmaterial. Das schicken wir ihnen innerhalb eines Tages und kostenlos zu. Aber sie stellen auch spezielle Fragen zu Einzelthemen. Auch darauf sind wir mit unseren sechs Mitarbeitern in der Geschäftsstelle gut vorbereitet. Seit 1984 besitzen wir Computer und haben damit zu den einzelnen medizinischen Aspekten, die sich ja wiederholen, komplette und für den Laien verständliche Textbausteine. Viele Fragesteller klären wir überhaupt erst einmal über ihre Rechte auf, zum Beispiel, daß sie Klimaaufenthalte, etwa auf Sylt, Borkum, in Davos, ja teilweise sogar am Toten Meer in Israel, beanspruchen dürfen. Es ist oft erschreckend, wie wenig kranke Menschen wissen, was die Kasse ihnen anstandslos bezahlt!

Kriegen Sie dabei Ärger mit den Krankenkassen?

Klaus Strohkamp: Nein, überhaupt nicht. Wir streiten uns nicht mit den Sachbearbeitern der Kassen. Wir informieren und verhandeln auf der Grundlage unserer Gesetzeskenntnisse. Die Krankenkassen sind meist die letzten, die sich gegen einen Behandlungsaufwand sträuben, weil es sich ja um Einzelfälle und optimale Heilungschancen handelt. Wir haben es wirklich noch nie erlebt, daß es ernsthafte Schwierigkeiten gab.

Wie viele Mitglieder hat Ihre Stiftung?

Klaus Strohkamp: Rund 14 000. Das sind Fördermitgliedschaften, die grundsätzlich nur für ein Jahr gelten. Nach einem Jahr schreiben wir einen Brief und fragen das Mitglied, ob es seine Mitgliedschaft verlängern will. Wir wollen durch unsere Arbeit überzeugen und keinen nach Vereinsrecht knebeln.

Auf das Ortsgruppenkonzept haben wir für unsere Organisation verzichtet, weil dort, so meinen wir, zu viel unzuverlässige Laieninformationen weitergegeben werden.
Erleben Sie gelegentlich auch ein »feed back« Ihrer Mitglieder auf Ihre individuellen Bemühungen?
Klaus Strohkamp: Gerade diese Woche habe ich einen schönen Brief einer ganz jungen Frau bekommen, deren Weg ich durch alle Höhen und Tiefen begleitet habe. Sie sah so schlimm aus, daß mir buchstäblich die Tränen in den Augen standen vor Mitleid. Nach vierwöchigem Aufenthalt in der Uniklinik Bochum, wo sie auch im Rahmen der Interferon-gamma-Studie behandelt wurde, war sie, als ich sie wieder sah, wieder ein richtig schönes Mädchen! Anschließend absolvierte sie eine Kur in der Nordseeklinik Westerland, zu der wir ihr kurzfristig verhalfen. Dort lernte sie nicht nur das autogene Training, sondern auch eine fröhliche Gemeinschaft gleichaltriger Mitpatienten kennen.

Jetzt schreibt sie uns in einem Brief, den wir auch in unserer Mitgliederzeitschrift »Haut und Allergie aktuell« veröffentlichen werden, unter anderem: »Wir waren eine Clique von jungen Leuten (etwa in meinem Alter, 21 Jahre), mit denen ich mich sehr gut verstanden (es besteht weiterhin Kontakt), viel gemeinsam unternommen und auch Erfahrungen ausgetauscht habe. Positiv war sicher auch, daß wir alle nicht versucht haben, die Neurodermitis zu verstecken (etwa durch langärmlige Pullover, um aufgekratzte und rote Stellen zu verdecken oder Cortison zu cremen, aus dem Gefühl heraus, wegen eines geröteten, fleckigen Gesichts ›angestarrt‹ zu werden). Im Gegenteil griffen wir selbst in der Öffentlichkeit (Cafés etc.) ganz offen zur Cremetube.« Glücklich bilanziert sie: »Wir haben in Gesprächen untereinander festgestellt (und auch bestätigt bekommen), daß die Gemeinschaft dort und der Erfahrungsaustausch auch zur Steigerung des Selbstvertrauens und des Selbstbewußtseins (bei einigen von uns) geführt hat.«

Ihre Stiftung hat, recht verstanden, nicht nur mit den Hautkrankheiten, sondern auch mit dem Leben, der Lebensführung zu tun ...
Klaus Strohkamp: Der Krankheitsausbruch ereignet sich tat-

sächlich im Leben vieler Patienten exakt dann, wenn ihr Leben so festgefahren ist, daß sie fortwährend in einer beruflichen Streß-Situation leben. Würden sie nicht krank werden, lebten sie immer so selbstquälerisch weiter. Auf einmal konfrontiert sie die Krankheit mit der Frage: »Was mache ich eigentlich? Wie gehe ich mit mir um? Hat das alles einen Sinn?« Dann halten manche inne, überdenken ihr Leben und ändern, im positiven Falle, einiges.

*»Gib mir die Gelassenheit,
Dinge hinzunehmen,
die ich nicht ändern kann;
gib mir den Mut,
Dinge zu ändern,
die ich ändern kann;
und gib mir die Weisheit,
das eine vom anderen
zu unterscheiden!«*

FRIEDRICH CHRISTOPH OETINGER

Ein bißchen Recht

Kosten- und Rechtsfragen

»*Es ströme wie Wasser das Recht
und die Gerechtigkeit wie
ein unversieglicher Bach!*«

AMOS 5, 24

»*Denn das ist der größte Fehler bei der Behandlung der Krankheiten, daß Leib und Seele allzusehr voneinander getrennt werden, wobei es doch nicht geschieden werden kann – aber das gerade übersehen die Ärzte, und darum entgehen ihnen so viele Krankheiten; sie sehen nämlich niemals das Ganze. Dem Ganzen sollten sie ihre Sorgen zuwenden, denn dort, wo das Ganze sich übel befindet, kann unmöglich ein Teil gesund sein.*«

PLATO

1. Grundsätzliches zur Kostenübernahme:

Relativ wenig rechtliche Probleme gibt es bei der Kostenübernahme für ärztliche Leistungen, Arznei- und Heilmittel, Behandlungen in Kur- und Spezialkliniken für die in der AOK, BKK, IKK und anderen Krankenkassen wie der DAK, BEK, in einer Rentenversicherung (LVA, BfA) gesetzlich Versicherten, für Privatversicherte und Beihilfeberechtigte und ihre Angehörigen bei Anwendung der Vorschriften des 5. und 6. Sozialgesetzbuches, der Beihilfevorschriften und Versicherungsbedingungen der privaten Versicherungsunternehmen, wenn der (Kassen-)Arzt wissenschaftlich anerkannte Arznei- und Heilmittel sowie Behandlungen verschreibt. Es besteht grundsätzlich freie Arzt- und Klinikwahl, wenn Arzt und Klinik von der Kasse zugelassen sind.

Bei geplanten Kuraufenthalten sollte sich jeder über die Art und Weise der Behandlung kundig machen, insbesondere bei psychosomatischen Kliniken. Die Klinik muß eine Vertragsklinik sein. Deshalb ist dringend zu empfehlen, sich vorher eine Kostenzusage geben zu lassen. Wird ohne zwingenden Grund nicht die nächstliegende Klinik gewählt, muß der Patient die Mehrkosten wie etwa die Fahrtkosten selber tragen. Kuren im Ausland, z. B. in Davos oder am Toten Meer, können bei medizinischer Notwendigkeit genehmigt werden.

Güter des täglichen Bedarfs wie medizinische Haarwaschmittel, Reinigungs- und Pflegemittel sind von der Kostenerstattung grundsätzlich ausgeschlossen, auch wenn sie gleichzeitig therapeutischen Zwecken dienen. Ganz ausnahmsweise müssen die Kosten aber dann getragen werden, wenn sie im Verhältnis zu den Kosten eines üblichen Mittels besonders hoch sind, so daß eine Eigenleistung dem Versicherten unzumutbar ist (dazu Urteil des Bundessozialgerichts – BSG – vom 21. 6. 89 – 6 RKa 11/88 – in: Amtliche Sammlung des BSG = BSGE 65, 154).

2. Psychotherapie:

Die Kosten für psychotherapeutische Behandlungen durch Diplom-Psychologen werden nur dann übernommen, wenn diese von der Krankenkasse zugelassen sind (dafür gibt es eine Liste) und wenn die Behandlung durch den Kassenarzt mit Zusatzausbildung angeordnet und überwacht wird, d. h. wenn er ein »Recht zur Delegation« hat. Die selbständige Behandlung durch den Diplom-Psychologen allein muß selbst finanziert werden. Nur in einem Notfall – nämlich wenn aus besonderen medizinischen Gründen erforderlich oder wenn nachweisbar kein zugelassener Psychologe sofortige Termine frei hat – kann ein nicht auf der Liste der Kasse stehender Psychologe behandeln. Über die Kosten muß aber in der Regel nachträglich gestritten werden.

Es ist also zu empfehlen, sich einen Nervenarzt zu suchen, der mit einem Psychologen zusammenarbeitet und sich eine Kostenzusage von der Kasse geben zu lassen. Die Privatversicherten sollten die Versicherungsbedingungen ihrer Gesellschaft gut studieren, eventuell zu einer anderen Gesellschaft wechseln, die hier großzügiger ist.

Den Berufsverbänden der Diplom-Psychologen ist es bisher nicht gelungen, eine Gesetzesänderung mit einem selbständigen Liquidationsrecht zu erreichen, obwohl es viel zu wenig Ärzte mit Therapieausbildung gibt! Dabei ist eine gute therapeutische Behandlung oft billiger als eine langjährige, bei der als unheibar geltenden Neurodermitis letztlich erfolglose schulmedizinische Behandlung!

3. Heilpraktiker:

Keinerlei Verpflichtung zur Kostentragung besteht für Behandlungen oder Verordnungen eines Heilpraktikers. Das hat sogar das Bundesverfassungsgericht bestätigt.

4. Außenseitermethoden:

Probleme gibt es häufig mit der Kostenerstattung bei sogenannten Außenseitermethoden, auch wenn sie ärztlich verordnet sind. Darunter versteht man Behandlungen oder Präparate, die von der Schulmedizin wissenschaftlich (noch nicht) anerkannt sind wie beispielsweise Akupunktur, AHIT, Goldnerz-Cosmetic (als Arzneimittel nicht zugelassen, Antrag auf Registrierung als homöopathisches Mittel beim Bundesgesundheitsamt läuft).

Für gesetzlich Versicherte hat das BSG in seinem Urteil vom 23. 3. 1988 – 3/8 RK 5/87 – BSGE 63, 102 – die Verpflichtung zur Kostenerstattung – allerdings für ein zugelassenes Arzneimittel – bejaht, wenn die Schulmedizin versagt hat, eine andere Behandlungsmethode nicht zur Verfügung steht und wenn der Therapieweg als möglich erscheint, es sich nicht um eine Spontanheilung handelt oder um eine Heilung durch Veränderung der Verhältnisse des Patienten. Diese Rechtssprechung ist auf Beihilfeberechtigte und Privatversicherte zu übertragen (siehe dazu auch Lanz in Neue Juristische Wochenschrift – NJW – 1989, 1528). Für die ersten verweise ich etwa auf das Urteil des Bundesverwaltungsgerichts (BVerwG) vom 15. 3. 1984 – 2 C 2/83 – in: NJW 1985, 1413, für die zweiten auf ein Urteil des Bundesgerichtshofs (BGH) vom 2. 12. 1981 – IV a ZR 206/80 – in: Versicherungsrecht 1982, 285.

Für nicht zugelassene Arzneimittel versagte die Rechtssprechung nach der bis zum 31. 12. 1988 geltenden Reichsversicherungsordnung in der Regel eine Kostenerstattung (z. B. bei Goldnerz-Cosmetic Urteil des Landessozialgerichts Nordrhein-Westfalen vom 16. 5. 1991 – 16 Kr 59/90 –, die Revisionsentscheidung 1 RK 21/91 des BSG bleibt abzuwarten!).

Das ab 1. 1. 1989 geltende 5. Sozialgesetzbuch schließt neue Therapiemittel und -methoden jedoch nicht aus, so daß versucht werden sollte, den Kostenerstattungsanspruch durchzusetzen. Im übrigen zahlen Krankenkassen trotz Rechtsstreitigkeiten wenigstens einen Teil der Kosten. Sie sind ja auch ratlos.

5. Rechtswege:

Wenn die Kasse eine Kostenübernahme ablehnt oder nur zum Teil anerkennt, lohnt es sich, dagegen gerichtlich vorzugehen. Oft hilft schon die Androhung damit, denn daraufhin erfolgt eine Überprüfung des einzelnen Falles, meist nach Einschaltung des Medizinischen Dienstes oder des Amtsarztes. Die Kassen vermeiden gerne eine grundsätzliche gerichtliche Entscheidung oder zeigen sich dann kulanter. Jede Ablehnung – das gilt natürlich auch für Kostenzusagen! – hat schriftlich zu erfolgen und ist zu begründen.

Gesetzlich Versicherte können dagegen Widerspruch erheben, woraufhin ein Widerspruchsbescheid ergeht, sofern dem Widerspruch nicht bereits abgeholfen wird. Gegen den Widerspruchsbescheid ist innerhalb eines Monats nach der Zustellung des Widerspruchsbescheids Klage beim Sozialgericht zu erheben. Beim Sozialgericht ist das Gerichtsverfahren gerichtskostenfrei. Eine Anwaltsvertretung ist nicht erforderlich. Wenn ein Anwalt tätig wird, sind die Kosten dann von der Gegenseite zu tragen, wenn die Klage Erfolg hat, sonst nicht.

Beihilfeberechtigte erheben den Widerspruch bei ihrer Beihilfestelle. Sie erhalten ebenfalls einen Widerspruchsbescheid, gegen den beim Verwaltungsgericht Klage erhoben werden kann (kein Anwaltszwang, aber Gerichtskosten je nach Höhe des Streitwerts).

Privatversicherte klagen gegen eine Ablehnung der Versicherungsgesellschaft beim Amtsgericht bei einem Streitwert bis zu 6000 DM (kein Anwaltszwang, aber Gerichtskosten je nach Höhe des Streitwerts), beim Landgericht bei einem Streitwert über 6000 DM (Anwaltszwang).

Wer nicht viel Geld verdient, hat Anspruch auf Prozeßkostenhilfe, die von den Gerichts- und Anwaltskosten (teilweise) befreit (siehe Tabelle zu § 114 Zivilprozeßordnung).

Sinnvoll ist eine Rechtsschutzversicherung bzw. der gewerkschaftliche Rechtsschutz! Bei der Begründung des Widerspruchs bzw. der Klage ist der bisherige Krankheitsverlauf zu schildern und die bisherigen – erfolglosen – Behandlungsversuche. Legen Sie gegebenenfalls Fotos des Hautzustandes bei!

6. Schwerbehindertenausweis:

Bei schweren andauernden Hauterscheinungen kann beim Versorgungsamt ein Schwerbehindertenausweis beantragt werden.

7. Steuertip:

Noch ein Steuertip: Nicht von der Kasse übernommene Kur- und Behandlungskosten können unter bestimmten Bedingungen als außergewöhnliche Belastung anerkannt werden. K. J.

Adressen

Allergiker- und Asthmatikerbund e. V.
Hindenburgstr. 110
4050 Mönchengladbach 1
Tel. 0 21 61 / 1 02 07
Zeitschrift »Der Allergiker«

Bundesverband
Neurodermitiskranker in
Deutschland e. V.
Sabelstr. 39
5407 Boppard 1
Tel. 0 67 42 / 25 98
Zeitschrift »Neurodermitis«

Deutscher Neurodermitiker Bund e. V.
Mozartstr. 11
2000 Hamburg 76
Tel. 0 40 / 2 20 57 57
Zeitschrift »Hautfreund«

Arbeitsgemeinschaft
Allergiekrankes Kind e. V.
Hauptstr. 19
6348 Herborn
Tel. 0 27 72 / 4 12 37
Zeitschrift »Info«

Deutsche Stiftung für Psoriasis und Neurodermitisforschung e. V.
Fontanestr. 14
5300 Bonn-Bad Godesberg
Tel. 02 28 / 3 51 09-1
Zeitschrift »Haut und Allergie aktuell«

Schweiz
Schweizerische Elternvereinigung Asthma- und Allergiekranker Kinder

Zentralsekretariat
Schaufelgrabenweg 28
CH-3033 Wohlen
Tel. 0 31 / 8 29 00 42

Österreich:
Asthma, Neurodermitis,
Allergieverband – ANA –
Obere Augartenstr. 226–28
A-1020 Wien
Tel. 0 22 22 / 33 22 86

Städtische Kinderklinik
Prof. Dr. E. Stemmann
Westerholter Str. 142
4650 Gelsenkirchen 2

Schwelmer Modell
Hauptstr. 165
5830 Schwelm
Tel. 0 23 36 / 60 25

Arbeitskreis Psychosomatische Dermatologie
Universitätshautklinik
Deutschhausstr. 9
3550 Marburg

Dr. Max Otto Bruker
Stiftung Gesundheitszentrum
Taunusblick 1
5420 Lahnstein
Tel. 0 26 21 / 4 06 00
Zeitschrift »Der Gesundheitsberater«

Förderkreis für Ganzheitsmedizin e. V.
Kirchenweg 2
7506 Bad Herrenalb
Tel. 0 70 83 / 38 45

Verband für Unabhängige
Gesundheitsberatung e. V.
Keplerstr. 1
6300 Gießen
Zeitschrift »UGB Forum«

AHIT nach Dr. Kief
Fa. Imbiopharm
Ehreitstr. 2
6940 Weilheim
Tel. 0 62 01 / 1 57 31

L-Peptide nach Prof. Gauri
Milei GmbH
Rosensteinstr. 20
7000 Stuttgart 10
Tel. 07 11 / 2 50 83 50

Goldnerz Cosmetic
Königsbenden 32–34
5180 Eschweiler
Tel. 0 24 03 / 16 44

Conlei Biologische Wasch-, Putz-
und Pflegemittel
Industriestr. 19
2060 Bad Oldesloe

Quellennachweis

Aus folgenden Publikationen wurde mit freundlicher Genehmigung der genannten Verlage und Zeitschriftenredaktionen zitiert:
Eugen Drewermann, Das Markus Evangelium, 1. Teil, Walter-Verlag AG, Olten 5/1989
Hermann Hesse, Stufen, aus: Die Gedichte, Suhrkamp Verlag, Frankfurt/ Main 1977
Heinz Kahlau, Mahnung an C., aus: Du, Liebesgedichte, Aufbau Verlag, Berlin und Weimar 1984
Ingrid Riedel, Die weise Frau in uralt-neuen Erfahrungen, Walter Verlag, Olten 1989
Gisela Steineckert, Meine dünnere Haut, aus: Liederbriefe, Henschel-Verlag, Berlin 1984
Christina Detig-Kohler, Bedürfnis nach Nähe – und zugleich Angst davor, Interview in: Psychologie heute Nr. 10/1990
Norbert Leppert, Richter verschlampte Akten: Freiheitsstrafe, in: Frankfurter Rundschau, Ausgabe vom 1. 7. 1988, S. 13

Haut-, Koch-, Psychologie- und andere Lebensbücher
Eine subjektive Auswahl

Reinhard K. Achenbach, Neurodermitis; Trias Verlag, Stuttgart

Lonnie Garfield Barbach, For yourself; Ullstein TB 20 182

Dieter Beck, Krankheit als Selbstheilung; Suhrkamp TB 1126

Ulrich Beck/Elisabeth Beck-Gernheim, Das ganz normale Chaos der Liebe; Suhrkamp TB 1725

Bircher-Benner, Handbuch für Hautkranke und Hautempfindliche; Bircher-Benner Verlag, Bad Homburg

K. A. Bosse/U. Gieler, Beiträge zur psychosomatischen Dermatologie. Mit einem Vorwort von R. v. Uexküll; Verlag Hans Huber, Bern, Stuttgart, Toronto

O. Braun-Falco, Dermatologie und Venerologie; Verlag Springer, Berlin

Carola Brede, Einführung in die psychosomatische Medizin (darin: P. Marty, Allergische Objektbeziehung); Fischer TB 1974

Ortrun Brodt-Weinlich, Mein Wunderbuch. Ein Bilderbuch für neurodermitiskranke Kinder und ihre Eltern; Verlag Access Marketing, Feldbergstr. 2, 6240 Königstein

Max Otto Bruker, Lebensbedingte Krankheiten; emu Verlag, Lahnstein

– Unsere Nahrung, unser Schicksal; emu Verlag, Lahnstein

– Allergien müssen nicht sein; emu Verlag, Lahnstein

Martin Buber, Das dialogische Prinzip; Lambert-Schneider, Heidelberg

Herta Danner, Die Naturküche – Vollwertkost ohne tierisches Eiweiß; Econ Verlag, Stuttgart

Thorwald Dethlefsen/Rüdiger Dahlke, Krankheit als Weg; Goldmann TB 11 472

Eugen Drewermann, Das Markus-Evangelium. Bilder von Erlösung, 2 Bde.; Walter Verlag, Olten

Sigrid Flade, Neurodermitis natürlich behandeln; Gräfe und Unzer Verlag, München

Bernd Frederich, Zuflucht in der Krankheit suchen; Heyne TB »Psycho« 17

Erich Fromm. Die Kunst des Liebens; Ullstein TB 35 258

Sabine Göser, Meine Neurodermitis und ich. Wege zur Bewältigung einer Krankheit; Grabe-Verlag, Barbaraweg 3, 2972 Borkum

Christiane Grefe, Rühr mich nicht an. Wenn Kinder mit chronischen Hautkrankheiten leben müssen; Beck'sche Reihe 442

Ilse Gutjahr, Die vitalstoffreiche Vollwertkost nach Dr. M. O. Bruker; TOMUS Verlag, München

Howard Halpern, Abschied von den Eltern; Isko Press, Hamburg

Michael Hamm/Christine Behr-Völtzer, Ratgeber Neurodermitis; Mosaik Verlag, München

Alois Hicklin, Das menschliche Gesicht der Angst; Kreuz Verlag, Zürich

Margrit Himmel-Lehnhoff, Durch Krankheit zum Selbst. Mit einem Vorwort von Dr. Walther H. Lechler; ECON TB 20377

Mechthild Hellermann, Gut essen und leben mit Neurodermitis; Eigenverlag M. Hellermann, Präsidentenstraße 27, 5830 Schwelm

Walter Hollstein, Die Männer – Vorwärts oder zurück?; Deutsche Verlags-Anstalt, Stuttgart

Reiner Kaschel, Neurodermitis in den Griff bekommen. Ein Trainingsprogramm für Patienten; Verlag für Medizin Dr. Ewald Fischer, Heidelberg

Alexander Lowen, Der Verrat am Körper; Rowohlt TB 7660

– Depression; Kösel Verlag, München

Anne Maguire, Hautkrankheiten als Botschaft der Seele; Walter Verlag, Olten

Christel Meimberg, Neurodermitis; Alleinvertrieb Ch. Meimberg, Sprungbachstr. 50, 48 Bielefeld

Axel Meyer, Vollwertkost bei Neurodermitis; Taoasis-Verlag, Lemgo

Alexander Mitscherlich, Krankheit als Konflikt; Suhrkamp TB 164

Renate Möhrmann/Natascha Würzbach, Krankheit als Lebenserfahrung; Fischer TB 4707

Michael Lukas Moeller, Die Wahrheit beginnt zu zweit. Das Paar im Gespräch; Rowohlt Verlag, Reinbek bei Hamburg

Ashley Montagu, Körperkontakt. Die Bedeutung der Haut für die Entwicklung des Menschen; Verlag Klett-Cotta, Stuttgart

Monika Oberst, Neurodermitis – soziale Chance oder Fessel; Karl F. Haug Verlag

Julia Onken, Feuerzeichenfrau, C. H. Beck, München

Jirina Prekop, Hättest du mich festgehalten... Grundlagen und Anwendung der Festhalte-Therapie; Kösel Verlag, München

Josef Rattner, Psychosomatische Medizin heute; Fischer TB 6369

Ilse Rechenberger, Tiefenpsychologisch ausgerichtete Diagnostik und Behandlung von Hautkrankheiten; Verlag Vandenhoeck und Ruprecht, Göttingen

Horst Eberhard Richter, Eltern, Kind, Neurose; Rowohlt Verlag, Reinbek bei Hamburg

Fritz Riemann. Grundformen der Angst; Verlag Ernst Reinhardt, München

Barbara Rütting, Mein neues Kochbuch; Mosaik Verlag, München

– Mein Gesundheitsbuch, Mosaik Verlag, München

Reinhold Ruthe, Krankheit muß kein Schicksal sein, Brockhaus TB

– Die Flucht vor der Nähe; Verlag Hoffmann und Campe, Hamburg

Anne Wilson Schaef, Co-Abhängigkeit; Verlag Mona Bögner-Kaufmann, Wildberg

Peter Schellenbaum, Die Wunde der Ungeliebten. Blockierung und Verlebendigung der Liebe; Kösel Verlag, München

– Das Nein in der Liebe. Abgrenzung und Hingabe in der erotischen Beziehung; Kreuz Verlag, Stuttgart

Wolfgang Schmidbauer, Die Angst vor Nähe; Rowohlt Verlag, Reinbek bei Hamburg

Schindler/Bräckle/Karch, Das Kochbuch für Allergiker; Heyne TB 4569

Wolfgang Spiller, Neurodermitis – Krankheit ohne Ausweg; Verlag Natürlich und Gesund, Stuttgart

Erika Steiner/Jürgen Geißler, Neurodermitis – der geglückte Behandlungsversuch einer Mutter; Hippokrates Verlag, Stuttgart

E. A. Stemmann, Neurodermitis ist heilbar; Kaivos Verlag, Peine

Frauke Teegen, Ganzheitliche Gesundheit; Rowohlt TB 8308

Verband für Unabhängige Gesundheitsberatung, Neurodermitis und Vollwerternährung; Haug Verlag, Heidelberg

Elisabeth Vogt/Gisela Schlieper, Neurodermitis. Psyche, Ernährung, Hautkosmetik; BLV, München

Wilfried Wieck, Wenn Männer lieben lernen; Kreuz Verlag, Stuttgart

Jürg Willi, Die Zweierbeziehung; Rowohlt Verlag, Reinbek bei Hamburg

Norbert Wölfl, Die Richtige Klinik; Kösel Verlag, München

Helmut Zwirner, Endogenes Ekzem, Asthma, allergischer Schnupfen; über: Deutsche Stiftung für Psoriasis und Neurodermitisforschung, Fontanestr. 14, 53 Bonn-Bad Godesberg

Ruth Zündorf, Mit chronischem Ekzem leben; Haug Verlag, Heidelberg

Zum Ausklang

DESIDERATA

Gehe ruhig und gelassen durch Lärm und Hast und sei des Friedens eingedenk, den die Stille bergen kann. Vertrage dich mit allen Menschen, möglichst ohne dich ihnen auszuliefern. Äußere deine Wahrheit ruhig und klar, und höre anderen zu, auch den Geistlosen und Unwissenden; auch sie haben ihre Geschichte.

Meide laute und aggressive Menschen. Für den Geist sind sie eine Qual. Wenn du dich mit anderen vergleichst, könntest du bitter werden und dir nichtig vorkommen, denn es wird immer Menschen geben, die größer oder geringer sind als du. Freue dich deiner Leistungen wie auch deiner Pläne.

Bleibe weiter an deinem eigenen Weg interessiert, wie bescheiden er auch sei. Im wechselnden Glück der Zeiten ist er ein echter Besitz. In deinen geschäftlichen Angelegenheiten lasse Vorsicht walten, denn die Welt ist voller Betrug. Doch soll das dich nicht blind machen für vorhandene Rechtschaffenheit. Viele Menschen bemühen sich, hohen Idealen zu folgen, und überall ist das Leben voller Heldenmut.

Sei du selbst. Vor allem heuchle nicht Zuneigung. Und sei, was die Liebe anlangt, nicht zynisch. Denn trotz aller Dürre und Enttäuschung ist sie doch ewig wie das Gras.

Nimm freundlich-gelassen den Ratschluß der Jahre an und gib mit Würde die Dinge der Jugend auf. Stärke die Kraft des Geistes, damit er dich bei unvorhergesehenem Unglück schütze. Aber quäle dich nicht mit Gedanken. Viele Ängste kommen aus Ermüdung und Einsamkeit. Neben einem gesunden Maß an Selbstdisziplin sei gut zu dir.

Du bist nicht weniger ein Kind des Universums als es die Bäume und die Sterne sind; du hast ein Recht, hier zu sein. Und, ob dies dir klar ist oder nicht: Kein Zweifel besteht, daß das Universum sich so entfaltet, wie es sich entfalten soll.

Darum lebe in Frieden mit Gott, wie auch immer du IHN verstehst. Was auch immer dein Mühen und dein Sehnen ist: Halte in der lärmenden Wirrnis des Lebens mit deiner Seele Frieden. Trotz aller Falschheit, trotz aller Mühsal und all der zerbrochenen Träume ist es dennoch eine schöne Welt.

Sei vorsichtig. Und strebe danach, glücklich zu sein.

AUS DER ALTEN ST. PAUL'S KIRCHE, BALTIMORE, 1692 A. D.

Leben mit Multipler Sklerose:

MS-Kranke, ihre Angehörigen und Freunde finden hier neben Informationen zu Forschung und Therapie bewegende Vorbilder für ein Leben mit MS – nicht ohne Krisen, aber doch voll Bejahung, Veränderung und Neuanfang.

Barbara Kamprad
Multiple Sklerose
Die Krankheit mit den vielen Gesichtern
*156 Seiten, 12 Schwarzweißabbildungen,
kartoniert*

Das große Vergessen:

Wird die Alzheimer-Krankheit zukünftig behandelbar sein? Dieses Buch macht zum erstenmal Hoffnung, daß gegen diese bislang unheilbare Krankheit vorgebeugt, daß sie gebremst oder gar verhindert werden kann.

Annelies Furtmayr-Schuh
Die Alzheimer-Krankheit
Das große Vergessen
*159 Seiten, einige Schwarzweißabbildungen,
kartoniert*

Depression – die verkannte Krankheit:

Viele unserer Vorstellungen über diese Krankheit sind schlicht falsch. Dieses Buch beschreibt Forschungsstand, Erscheinungsformen und Therapien, räumt mit Vorurteilen auf und zeigt, wie man mit der Krankheit und mit depressiv Kranken besser leben kann.

Ursula Nuber
Die verkannte Krankheit – Depression
160 Seiten, kartoniert

KREUZ: Bücher zum Leben.